CIENCIA OCULTA EN LA MEDICINA

CIENCIA OCULTA EN LA MEDICINA

POR

FRANZ HARTMANN M. D.

TRADUCIDO DEL INGLÉS POR

A. F. G.

BIBLIOTECA ORIENTALISTA

EDITORIAL TEOSÓFICA

Apartado de Correos 787 — BARCELONA

1925

© de la presente edición
  del 2026:

Editorial Gráficas Maxtor
  Fray Luis de León, 20
  47002 Valladolid (España)
  +34 983 090 110
  info@graficasmaxtor.es
  www.graficasmaxtor.es

I.S.B.N. 978-84-1171-147-0
depósito legal: DL VA 173-2026

OBRA DEDICADA

"Lo que una generación considera como la cumbre del saber es a menudo considerado como absurdo por la generación siguiente, y lo que en un siglo pasa por superstición, puede formar la base de la ciencia en el siglo venidero". *(Teofrasto Paracelso)*.

PREFACIO

"Nada demuestra tan bien el carácter de la gente como lo que halla ridículo."—*Goethe*.

Para los que han estudiado la naturaleza no es del todo desconocido el hecho de que existe cierta ley de periodicidad, conforme a la cual las formas desaparecen y las verdades que contenían, reaparecen incorporadas en nuevas formas. Las estaciones van y vienen, las civilizaciones pasan y vuelven a crecer, manifestando las mismas características que tenían las anteriores: las ciencias se pierden y son descubiertas de nuevo, y la ciencia médica no es una excepción a esta regla general. Muchos tesoros valiosos de los tiempos pasados han sido sepultados en el olvido; muchas ideas que brillaban cual luminosas estrellas en el cielo de la medicina antigua, han desaparecido durante la revolución del pensamiento, y comienzan a elevarse en el horizonte mental, donde se les da nombres nuevos y se las admira como cosas que se supone no han existido jamás.

Epocas de espiritualidad han precedido a la pasada época de materialidad, y es seguro que han de seguir otras eras de pensamiento espiritual más elevado. Durante estas épocas anteriores se conocían muchas verdades de suma importancia que han desaparecido en los tiempos modernos, y aunque la ciencia popular actual, la que trata de las apariencias exteriores de la naturaleza física, es sin duda más grande que la de los tiempos anteriores, el estudio de los libros de medicina antiguos demuestra que los sabios de dichos tiempos sabían más acerca de las leyes fundamentales de lo que se admite en la actualidad.

Hay una gran ciencia y una ciencia pequeña; ésta se cierne alrededor de las torres del templo de la sabiduría, aquélla penetra en el santuario, ambas son propias en su lugar respectivo; pero la una superficial y popular, la otra profunda y misteriosa; la una hace muchísimo ruido y ostentación, la otra es silenciosa y no se conoce públicamente.

Hay hombres de ciencia progresivos y los hay conservadores. Hay unos cuyo genio los lleva adelante y que osan explorar nuevas regiones del saber; mientras que los conservadores se limitan a reunir lo que los otros han producido. Todo explorador tiene que ser científico, mas no todo hombre científico es un explorador.

La mayor parte de nuestras escuelas modernas de medicina no producen nada nuevo, sino que tan sólo trafican en mercancías en la producción de las cuales no han tenido parte. Se parecen a la tienda de un revendedor que no conoce otra cosa que los géneros que tiene. Los estantes están llenos de teorías populares, creencias a la moda, sistemas de patente, y de vez en cuando encontramos un artículo viejo con etiqueta y nombre nuevos y anunciando como algo nuevo; y el tendero con volubilidad alaba sus géneros tan ufano como si él mismo los hubiera hecho, mientras que desatiende o censura todo lo que no se halla en su tienda. Pero el que verdaderamente ama a la verdad, no se contenta con vivir de los frutos que han crecido en los huertos ajenos; él recoge los materiales que encuentra, no meramente para gozar de ellos, sino para servirse de ellos como de escalones para ascender hacia la fuente de la verdad eterna.

El objeto de la presente obra es llamar la atención de los que siguen la profesión médica a este aspecto superior de la ciencia y a ciertos tesoros olvidados del pasado, de los cuales muchísimos pueden hallarse en las obras de Teofrasto Paracelso. Gran parte de las ideas allí emitidas, antiguas como lo son, parecerán nuevas y extrañas, porque cada uno conoce tan sólo aquello que está dentro de su horizonte men-

tal y que él puede comprender. Tan elevado,
sublime e ilimitado es el asunto, que es imposible
tratarlo de un modo completo de una obra su-
maria como la presente; pero esperamos que
lo poco que se ha recopilado en las siguientes
páginas, bastará para indicar el modo de alcanzar aquella ciencia mística superior y una mejor comprensión de la constitución del hombre.

INTRODUCCIÓN

> "Hay dos especies de conocimiento. Hay una ciencia médica y una sabiduría médica. La comprensión animal pertenece al hombre animal, mas la comprensión de los misterios divinos pertenece al espíritu de Dios en él." (Teofrasto Paracelso, *"De Fundamento Sapientiae"*.)

Muchísimo se ha escrito en los libros modernos sobre patología acerca de la dificultad que hay para definir la palabra *"disease"* (1). Según el diccionario significa "falta o ausencia de comodidad, dolor, incomodidad, angustia, prueba, molestia", etc., pero se puede objetar contra cada una de estas definiciones. Dice James Paget: "Comodidad e incomodidad, bienestar y malestar, y todos sus sinónimos son términos relativos, de los cuales ninguno puede fijarse incondicionalmente. Si se pudiera fijar un grado

---

(1) En razón al punto filológico de que aquí se trata, me he visto obligado a conservar esta palabra del original. *Disease* se deriva del sustantivo francés anticuado "désaise" que significa literalmente "incomodidad"; su uso se limita ahora al significado de "enfermedad".—N. del T.

de salud normal, todas las desviaciones del mismo podrían llamarse enfermedades *(diseases)*; pero una característica de los cuerpos vivientes no es la estabilidad, sino la variación por auto-adaptación a una grande escala de circunstancias variables, y entre tales adaptaciones no es posible trazar una línea que separe los que pueden razonablemente llamarse saludables, de los que pueden con tanta razón llamarse morbosos" *(disease)*.

A esto contesta la ciencia oculta que *existe para nosotros tal grado de salud normal tan luego que reconocemos la unidad y supremacía de la ley; que los resultados de la obediencia a la ley son la armonía y la salud, y los de la desobediencia se llaman discordancias o enfermedad"*.

Dice Shakespeare:

"Los cielos mismos, los planetas y este centro observan grado, prioridad y lugar.
Estabilidad, curso, proporción, estación, forma, oficio y costumbre, en orden perfecto".

—*(Troilus and Cressida,* I. 3.)

Si consideramos el orden, el cual es "la primera ley del cielo", como la creación de la auto-adaptación de circunstancias que se originan accidentalmente, pasando por alto la Unidad fundamental del Todo y su objeto único, hallaremos probablemente en el universo varias leyes de orden que difieren esencialmente las unas de las otras; y sería difícil saber cuál de esas leyes convendría seguir; pero si reconocemos en el orden que rige todas las cosas una manifestación de una ley eterna de orden y armonía, la función de la Sabiduría Suprema que obra en la naturaleza pero que no es el producto de la naturaleza, nos quedará tan sólo que conocer esa Ley suprema y obedecerla. El universo es tan sólo uno, y es regido por una fuente única de todas las leyes; pero dentro de la constitución de esta grande Unidad hay muchas unidades; éstas constituyen dentro del Yo tantos yos cuyos intereses particulares no son idénticos con el del todo, y, por lo tanto, el orden al cual obedecen esos yos temporales, no es el mismo que el del todo eterno. Así pues, la lucha por la existencia, lejos de ser la causa del orden que se observa en el mundo, es en verdad la causa del desorden que existe en él.

Si el hombre, cual su protipo divino, fuera una unidad perfecta, una manifestación de voluntad y pensamieto identificados y unidos, no habría más que una ley que obedecer: la ley de su naturaleza divina; estaría por siempre jamás en armonía consigo mismo; no habría en su naturaleza elementos inarmoniosos que procurasen crear un orden para sí mismos causando así discordancias y enfermedades. Pero el hombre es un ser compuesto; hay en su naturaleza muchos elementos, cada uno de los cuales representa hasta cierto grado una forma de voluntad independiente; y cuanto mejor logra una de esas modificaciones de voluntad apartarse del orden que constituye al todo, y establecer, sea con inteligencia, sea por instinto, una voluntad propia suya, tanto mayor será la discordancia que produce en todo el organismo y tanto más grave será la enfermedad (1). "Una casa cuyos materiales no guarden entre sí compacticidad, forzosamente ha de caer". *La enfermedad es la falta de armonía que sigue a la desobediencia a la ley; el restablecimiento consiste en lograr la armonía volviendo a obedecer a la ley de orden que rige al todo.*

La clave para curar las enfermedades se halla,

---

(1) Dice Jacobo Boehme: "Si una esencia (una forma de substancia-voluntad) entra en otra cuya naturaleza es de carácter diferente, surge un antagonismo y se sigue una lucha por la supremacía. Una cualidad separa violentamente a la otra, lo cual causa finalmente la muerte de la forma; pues todo lo que no está en armonía no puede vivir eternamente; mas todo lo que está en perfecta armonía no tiene en sí mismo elementos de destrucción, porque en semejante organismo todos los elementos se quieren los unos a los otros, y el amor es creador y conservador de la vida".—"Mysterium magnum", xxi, 5.

por lo tanto, en la comprensión de la ley fundamental que rige la naturaleza del hombre, y para esto es preciso que un sistema racional de medicina conozca la constitución del hombre; no sólo la de su cuerpo físico, el cual no es más que la parte inferior de la casa en que habita, sino toda la constitución física, astral y mental de ese ser que se llama "Hombre", que es todavía el misterio más grande para la ciencia, y del cual se sabe o se enseña muy poco más en nuestras academias después de la anatomía, las funciones fisiológicas, la composición química de los órganos y substancias materiales de que se compone su forma corpórea.

La ciencia moderna ha hecho grandes progresos en la investigación de todos los detalles menores de la cáscara que ocupa el hombre durante su vida en este planeta; pero en cuanto al habitante de esta casa, el hombre interno, el que no es ni enteramente material ni enteramente espiritual, los sabios antiguos sabían acerca de su verdadera naturaleza más de lo que se ha soñado jamás en nuestras escuelas de medicina, y sin duda vale la pena de examinar sus opiniones. Además, si el cuerpo exterior del hombre es, como enseñan, tan sólo la expresión exterior de las cualidades y funciones de un organismo humano más interior e invisible, entonces parece que muchas enfermedades corpóreas que no son causadas por daños físicos directos, son los resultados de los desórdenes que existen en aquel organismo interno; y como todo médico verdadero debe procurar conocer las causas de las enfermedades, y no destruir simplemente sus efectos externos, el conocimiento del "cuerpo causal" del hombre, cuya imagen visible es su "forma fenomenal", puede abrir para la patología y la terapéutica un campo nuevo, del cual se recoja una siega abundante en beneficio de la humanidad.

I

CONSTITUCION DEL HOMBRE

DESDE tiempos inmemoriales los sabios han
enseñado que no conocemos nunca la verdad inmortal, si no la descubrimos dentro de
nosotros mismos, y hace mucho tiempo que
la experiencia viene corroborando esta teoría,
pues a pesar de todos los progresos en las investigaciones científicas respecto de la naturaleza
del hombre, las cuales se efectuaron por medio
de investigaciones en el reino exterior de la naturaleza, no se ha descubierto todavía la verdadera constitución del hombre y lo que constituye
su esencia. Sabemos que del *ovum* se desarrolla
el feto; del feto el niño, del niño el cuerpo del
hombre; conocemos el orden en el cual se efectúan estos procesos, pero parece que no sabemos nada acerca de los poderes que los producen.

Este procedimiento alquímico de la naturaleza por el cual hace crecer un hombre de una celdilla en la cual no hay ningún hombre parecería absurdo, increíble y milagrosa, y nadie creería en ella, si no fuera un hecho bien conocido; pero como sucede de continuo, ha cesado de parecer sorprendente y ahora causa extrañeza el que haya quien se maraville de la posibilidad de este hecho.

Dice *Horne:* "Por un proceso misterioso, invisible, silencioso, la más hermosa flor de un jardín brota de una semilla insignificante." Un proceso misterioso parecido se efectúa en la evolución del cuerpo humano. Todos estos procesos son evidentemente los efectos de la acción de una causa adecuada para producirlos; el negar esto equivaldría a afirmar el manifiesto absurdo de que algo puede crecer de nada; y además la lógica demuestra que, si bien una causa física puede producir un efecto físico, un cuerpo vivo no puede ser producido, sino por un poder viviente, un organismo intelectual por un ser inteligente. Sea que el cuerpo animal del hombre haya evolucionado del reino animal inferior o no, o bien, sea que ciertos animales sean productos de una perversión y degradación de la naturaleza del hombre, esto no es del caso ahora. Lo que sabemos es que ninguna vida y ninguna inteligencia pueden manifestarse en una forma, a menos que estos poderes estén contenidos en ella; y sabemos también que la vida no puede ser creada por la muerte ni la inteligencia por lo ininteligente.

Empero si la ciencia popular no sabe manifiestamente nada acerca del origen de la manifestación de la vida, nada acerca de lo que se llama vagamente "alma", nada acerca de la naturaleza y origen de la mente (cuyas funciones se necesitan para dar al cerebro la facultad de investigar tales cosas), nada acerca del espíritu y nada acerca de la constitución superior del hombre, cuya expresión externa o símbolo es su cuerpo físico; es muy justo dirigirse a otras fuentes de saber y oir lo que enseñaban los antiguos tocante a los principios que entran en la constitución del hombre. *El primer requisito para un sistema racional y perfecto de medicina es un conocimiento completo de la constitución del hombre, con referencia al todo y no meramente a una parte de su naturaleza.*

Los antiguos sabios indios comparaban el hombre a una flor de loto, cuyo hogar es el agua (el mundo), cuyas raíces extraen su alimento de la tierra (la naturaleza material), mientras que eleva su cabeza a la luz (el mundo espiritual), del cual recibe el poder para desarrollar los poderes latentes en su constitución.

Muchísimo se ha dicho ya en la literatura

teosófica acerca de la constitución septenaria del hombre, pero no es por demás aquí volver a citarla.

1. *Rupa.* El cuerpo físico, el vehículo de todos los demás "principios" durante la vida.

2. *Prana.* Vida o principio vital.

3. *Linga Sharira.* El cuerpo doble. La imagen o contraparte etérea del cuerpo físico; el "cuerpo fantasma".

4. *Kama Rupa.* El alma animal. El asiento de los deseos y pasiones animales. En este principio tiene su centro la vida del animal y del hombre perecedero.

5. *Manas.* Mente. Inteligencia. El eslabón conexivo entre el hombre mortal y el inmortal.

6. *Buddhi.* El alma espiritual. El vehículo del puro espíritu universal.

7. *Atma.* Espíritu. La irradiación de lo absoluto. (Para más explicación, véase *El Hombre y sus cuerpos,* por la Dra. A. Besant.)

Dice *Goethe:* "Una palabra viene a propósito cuando falta un concepto". En nuestra época material se ha perdido y pervertido hasta el significado de los términos que expresan poderes y condiciones espirituales; "Dios", según se supone, quiere decir un ser sobrenatural, antinatural y extracósmico; "Fe"; ha venido a ser credulidad y creencia en la opiniones ajenas; "Esperanza", ha venido a ser codicia personal;

"Amor" es ahora sinónimo de deseo egoísta. etcétera, etc. No es, pues, extraño que dichos términos sean ahora incomprensibles para muchos o mal interpretados por los mismos, siendo así que todos los referidos términos representan ciertos estados de conciencia, mientras que nadie puede conocer un estado determinado de conciencia si no lo ha experimentado nunca. En esto consiste el misterio.

Los filósofos de la edad media simbolizaban estos siete principios por los signos de siete "planetas", los cuales recibieron su nombre siete cuerpos cósmicos visibles en el cielo; y si esto es comprendido, resultará desde luego evidente, que los que niegan la división séptupla de los planetas, no hacen más que poner de manifiesto su ignorancia y sus conceptos erróneos. Nadie puede en realidad criticar aquello que no comprende; pero la presunción se imagina ser superior a todo, y se cree más sabia que todos los sabios, olvidando lo que dice Shakespeare: "El necio cree ser sabio, mas el sabio se reconoce a sí mismo como necio". (As You Like It, V., I.)

Los antiguos basaban su ciencia médica en el reconocimiento de una causa autoconsciente, autoexistente, eterna, universal, fuente de la vida universal, mientras que la medicina moderna popular reconoce tan sólo el resultado de una fuerza ciega. La medicina secreta de los

antiguos era por lo tanto una ciencia religiosa (1), mientras que la medicina moderna popular no reconoce ningún elemento religioso, y
por consiguiente ninguna verdad real. El sepa-
rar la ciencia de la verdad religiosa es ponerla
en una base irracional, pues "religión" quiere
decir la relación que tiene el hombre con su
origen divino. El pasar por alto la fuente de la
cual procedió, es desatender su naturaleza verdadera y relegar la medicina al dominio del
plano más bajo de su existencia, esto es, su forma más grosera y material. Esta es exactamente
la posición que ocupa ahora la medicina moderna, y nada hay que pueda elevarla sino el
reconocimiento de la naturaleza superior del
hombre, y un re-descubrimiento de la verdad
divina. Semejante conocimiento superior se con-
sideraba necesario antiguamente para constituir
un verdadero médico, y por esta razón el ejercicio de la medicina estaba en las manos de los
que eran naturalmente médicos, sabios y santos
por el poder de la verdadera gracia de Dios,
mientras que entre los médicos populares hay
ahora lo mismo que entonces, algunos zotes y
bribones, que no tienen ni espiritualidad ni mo-

---

(1) Entiéndase claramente que al emplear el término "religioso", no hacemos referencia a ninguno de los sistemas
actuales de doctrinas religiosas o formas de culto, sino al reconocimiento espiritual de la verdad divina.

ralidad; lo que el médico moderno de la escuela materialista requiere para tener éxito, es aprender de memoria, hasta cierto grado, el contenido de sus libros, a fin de pasar examen y tener el talento de aprovecharse de la credulidad de la gente.

Al hablar de "siete planetas", los antiguos aludían a siete estados espirituales aunque sin embargo substanciales, de los que la ciencia popular no conoce nada, sino su manifestación exterior en el dominio de los fenómenos. Con razón se ha dicho que nunca nadie ha visto siquiera la *tierra;* lo que vemos es tan sólo una manifestación o apariencia de un principio espiritual llamado "tierra". La esencia verdadera de la "materia" no puede concebirse por la mente terrena.

Desde este punto de vista, los "siete planetas" en la constitución del hombre, lo mismo que en la constitución de la naturaleza como un todo, representa los siguientes elementos, poderes, esencias, o formas de existencia:

I. ♄ *Saturno (Prakriti)*. Materia; la substancia y elemento material en todas las cosas en los tres reinos de la naturaleza (el plano

físico, astral y espiritual). Es invisible y se conoce sólo por medio de su manifestación. Es lo
que da coherencia y solidez; es la substancialidad misma.

II.   ☾   *Luna (Linga).* El cuerpo "etéreo
o doble" del hombre; el dominio de los sueños,
fantasías, ilusiones, en el cual existe tan sólo
el reflejo de la verdadera vida y luz del sol. Representa también la especulación intelectual sin
sabiduría (reconocimiento de la verdad), y las
formas que pertenecen a este dominio, son tan
variables como las opiniones de los hombres.

III.   ☉   *Sol (Prana).* La vida en el plano
físico y espiritual *(Jiva).* El centro del sistema
planetario (1). Es lo que produce la manifestación o actividad de la vida en cada plano de
existencia.

♂   *Marte (Kama).* El elemento animal,
emocional y pasional en el hombre y en la natu-

_____

(1) El orden que aquí se adopta, es para facilitar la com-
paración con la clasificación arriba citada; los planetas no
considerándolos estacionarios, se conceptúan cambiando sus po-
siciones y significaciones de conformidad con los aspectos que
tomamos,

raleza; el asiento del deseo y de la voluntad propia; aquello que se manifiesta como codicia, envidia, ira, sensualidad y egoísmo en todas sus formas; pero que es también un manantial de fuerza. Hay muchas enfermedades causadas por la acción irregular o excesiva de poderes que pertenecen a este reino, cuando al combinarse con ♄ se vuelven de una naturaleza terrena.

♀ *Mercurio (Manas)*. La Mente; el principio de inteligencia que se manifiesta como poder intelectual en el dominio de la mente; al combatirse con ♄ da origen a pensamientos terrenos, pero en combinación con ♀ constituye el conocimiento espiritual.

♃ *Júpiter (Buddhi)*. El principio que se manifiesta como poder espiritual, en lo que se relaciona con lo que se llama el mal, así que para

el bien. Razón, intuición, fe, firmeza, reconocimiento de la verdad.

♀   *Venus (Atma).* El principio que en

su pureza se manifiesta como amor divino universal. Es idéntico con el auto-conocimiento.

Unido con   ☿   (la inteligencia) constituye la

sabiduría. Al obrar en el plano animal produce
los instintos animales, y en el plano físico causa
las atracciones de las polaridades opuestas, afinidades químicas, etc., etc.

Todo esto se dice meramente para indicar la
clave de esta clase de ciencia, la cual da lugar
a combinaciones innumerables según estos principios se manifiestan modificados a causa de sus
diversas condiciones. Además no es posible enseñar esta ciencia espiritual a una mente *(Manas)* que no está iluminada por la luz del entendimiento superior *(Buddhi)*. El estudio prác-
tico y la aplicación de alguna cosa requiere ante
todo la posesión del objeto, y si esto es cierto
respecto de los objetos físicos, no es menos cierto
respecto de los principios espirituales, la naturaleza de los cuales no puede ser conocida, sino
cuando uno se da cuenta de su presencia en su
propia conciencia. Los aspectos superiores de

todos estos poderes pertenecen a la naturaleza
superior del hombre, y el que desee conocer y
aplicar estas leyes en el ejercicio de la profesión
médica, debe ante todo procurar desarrollar su
propia naturaleza superior, librándose de los
elementos que gobiernan su naturaleza inferior; en otras palabras, debe pasar del estado
animal-humano al estado humano-divino, al
cual pertenece el médico verdadero.

Uno de tales adeptos-médicos fué *Teofrasto
Paracelso,* el gran reformador de la medicina
del siglo diez y seis, el que es propiamente considerado como el padre de la medicina moderna,
aunque sus sucesores distan todavía mucho de
realizar las verdades que enseñó, y quizá no
lograrán por muchos siglos comprenderlas (1).
Sobrepujaba no sólo a la ciencia de su época,
sino también a la de la época actual, pues aunque haya sabido menos que nosotros respecto
a las apariencias fenomenales de las manifestaciones de la vida en este planeta, sabía muchísimo más que nuestra ciencia moderna en
cuanto a las causas de estas manifestaciones y
a la naturaleza *interna* de las cosas. Fué escar-

(1) Aun pocos de sus discípulos contemporáneos eran capaces de comprender sus ideas y de llevar la vida necesaria
para tal objeto. Dice él: "Veintiuno de mis servidores han
venido a ser víctimas del verdugo (el espíritu de este mundo).
¡Dios los socorra! Sólo unos cuantos se han quedado conmigo
hasta ahora." (Defensio.)

necido e infamado por los que no eran capaces
de comprenderle, y actualmente no falta quien
lo ridiculice y denigre; pero probó la verdad de
sus teorías efectuando curaciones que aun la
medicina moderna no puede hacer con todas sus
nuevas adquisiciones (1). Fué el primero en abo-
lir un sistema de charlatanería intolerante, basado en mero empirismo, cuyos residuos existen
aún hoy en día. Fué odiado y perseguido por
los medicastros y charlatanes de aquellos tiempos, los cuales hacían buenos negocios, lucrando
con la ignorancia del público, así como algunos
lo hacen en la actualidad; y los vilipendios y
calumnias lanzados contra él por dichos medicastros y charlatanes, inspiran todavía las opiniones de muchos respecto de su persona, aunque podemos creer con seguridad que pocos de
sus críticos han leído jamás sus libros, y que
menos todavía los han comprendido. Se han escrito numerosas biografías acerca de él y de sus
hábitos personales, y parece que la mayor parte
de sus críticos han podido entender que cuando
murió dejó a sus herederos un pantalón de cue-
ro; pero en cuanto a su filosofía, ésta es una
terra incógnita en la cual no puede penetrar
su entendimiento, porque el conocimiento de las
ciencias secretas no es para los que no saben

(1) Véase "The Life of Theophrastus Paracelsus", Londres, 1887.

nada acerca de los principios fundamentales ae la constitución del hombre.

No es del caso el que Paracelso haya obtenido sus conocimientos en el Oriente, según se ha pretendido, o que le fué revelado por su propia percepción de la verdad; pero no cabe duda que conocía aquella clasificación septenaria, pues hallamos que menciona los siete aspectos siguientes del hombre:

1. El *Corpus,* o cuerpo elemental del hombre. *(Limbus).*

2. La *Mumia,* o cuerpo etéreo; el vehículo de la vida. *(Evestrum).*

3. El *Archaeus.* La esencia de la vida *Spiritus Mundi* en la Naturaleza y *Spiritus Vitae* en el hombre.

4. El *Cuerpo Sidéreo;* se compone de las influencias de las "estrellas".

5. *Adech.* El hombre interno o cuerpo mental, hecho de la carne de Adán.

6. *Aluech.* El cuerpo espiritual, hecho de la carne de Cristo; llamado también el "hombre del nuevo Olimpo".

7. *Spiritus.* El espíritu universal.

Hay apenas una página en los escritos filosóficos de Paracelso que no contenga alguna referencia a la naturaleza doble del hombre, su aspecto terrestre y su aspecto celestial, y a la necesidad de desarrollar su naturaleza más elevada y su entendimiento superior (espiritual).

"Ante todo, debemos notar que hay dos aspectos del espíritu en el hombre. (El uno originándose en la naturaleza y el otro procediendo del cielo.) El hombre debería ser un ser humano conforme al espíritu de vida (divina) y no conforme al espíritu (terrestre) del *Limbo*. Es una verdad que el hombre (celestial) es la imagen de Dios por tener en sí un espíritu divino (vida divina). En todos los otros respectos, es un animal, teniendo como tiene un espíritu animal. Estos están opuestos el uno al otro, pero uno de los dos tiene que sucumbir. El hombre está destinado a ser un ser humano y no un animal, y como ser humano, tiene que vivir en el espíritu de vida (inmortal) y deshacerse del espíritu animal. ("Philosophia Occulta", Lib. I., Prólogo).

Los misterios del templo interior de la naturaleza no son accesibles para el vulgo y los profanos, porque todo ser puede darse cuenta tan sólo de lo que corresponde a su propia naturaleza. Para penetrar en el dominio de la verdad se requiere un alma verdadera; un animal no puede darse cuenta, sino del lado animal de la existencia.

No hace mucho dijo una autoridad médica bien conocida:

"Paracelso, quien declaró inútil la anatomía

del cuerpo muerto (1), y buscó la base de la vida *(inmortalidad)* como la meta más elevada del conocimiento, exigía la "contemplación" (espiritual) ante todo; y así como él llegó de esta manera a la construcción metafísica del *Archaeus,* así también inspiró a sus secuaces un misticismo extravagante y absolutamente inútil" (2).

Por este desarrollo de misticismo, Paraceiso no es responsable, sino que se ha de atribuir a la ineptitud de sus secuaces, cuya mente animal no podía ser *iluminada* por el espíritu de verdad. Siempre que la mente terrena procura comprender al espíritu de sabiduría, y, por no ser capaz de elevarse a la percepción de la verdad divina, se esfuerza en arrastrarla hasta su propio nivel, resulta un misticismo necio y absolutamente infructuoso. Con la misma razón se podría decir que las doctrinas de Cristo lle-

(1) Esto no es correcto. Dice Paracelso: "La anatomía del hombre es doble. Bajo un aspecto, consiste en disecar el cuerpo a fin de descubrir la posición de sus huesos, músculos, venas, etc.; pero esto es lo que menos interesa; el otro aspecto es más importante y consiste en introducir una vida nueva en el organismo, ver las transmutaciones que se efectúan en él,

saber lo que es la sangre y qué especie de ⊖ ⌖ y ☿ (Azufre, Sal y Mercurio) contiene". ("Paramirum", Lib. I. Cap. 6.)

(2) *Conferencia sobre Patología* por el Profesor Rudolf Virchow. Londres, Marzo 6 de 1893.

naron el mundo de superstición, causando los
crímenes de las cruzadas, los horrores de la in-
quisición, y la intolerancia sectaria. De esas
anomalías no tiene la culpa la Verdad, si no
quien no la entiende.

La gran mayoría de la humanidad busca la
Verdad con el objeto de alcanzar con ella algún
beneficio personal: sea la adquisición de la ri-
queza o del lujo, la satisfacción de la ambición,
el deseo de hacer gala ante el mundo con la
posesión de algo grande, sea el propósito de satisfacer una curiosidad científica laudable. Pero
la adquisición de la sabiduría médica requiere
un amor a la verdad, y el amor quiere decir
sacrificio de sí mismo. Por lo tanto, no es posible adquirir la sabiduría sino se sacrifica por
ella al yo ilusorio con todos sus deseos. Se puede
enseñar el camino que conduce a la sabiduría,
pero la sabiduría no puede enseñarse sino por
ella misma; aquel que se deleita en el dominio
de las ilusiones, no puede ver su luz verdadera.
¿Cuántos entre los supuestos imitadores de Je-
sús de Nazareth se han convertido en Cristos,
y pueden comprender la profundidad de sus
pensamientos y ejercer sus poderes divinos, sino
aquel que se ha vuelto semejante a él? Ninguno de los secuaces supuestos de Paracelso
han llegado a ser como este maestro; ninguno de los representantes de la ciencia médica

moderna ha penetrado profundamente en su sabiduría.

La ciencia médica popular, basándose en la observación objetiva de los fenómenos, sabe más acerca del reino de la naturaleza visible (Maya) de lo que se sabía en el tiempo de Paracelso; pero la razón porque esta ciencia médica popular, a pesar de los auxilios que recibe de la química y de la fisiología, no puede todavía efectuar las curaciones que hizo Paracelso, es que sus secuaces solamente especulan y sacan inferencias, en vez de cultivar aquel poder espiritual del conocimiento del alma que se llama "contemplación interior" (1) pero que Paracelso llama *Fe,* facultad que en el presente es tan desconocida, que es sumamente difícil explicar siquiera el significado de este término. Es un poder que no pertenece ni a la naturaleza física, ni a la animal, ni a la intelectual del hombre,

(1) La palabra "contemplación"—de *con* y *templum*—significa evidentemente no la mera observación objetiva, sino el residir en el mismo sitio o estado con la verdad que se ha de conocer, la identificación del sujeto y objeto de la luz de la sabiduría divina, el templo de la Verdad. La consecución del conocimiento por semejante contemplación es posible únicamente para aquellos cuya percepción espiritual está abierta. Un ciego puede morar por siempre jamás en el templo de la Verdad sin ser capaz de conocerla. Para aquellos que por el desarrollo de su espiritualidad, han alcanzado este poder de contemplación, es evidente que dicho poder basta para conseguir el conocimiento espiritual. Los que no tienen este poder, hallan dificultad para comprender el significado de este término, y suponen que quiere decir imaginación.

sino al hombre espiritual (Atma-Buddhi-Manas); a aquella parte superior de su ser, la cual en la mayor parte de los hombres, por intelectuales que sean, no ha despertado aún a la vida, sino que se halla todavía latente, sepultada en la tumba de materialidad en la cual no puede penetrar la luz de la Verdad divina.

"¿Qué sois en vuestros poderes propios, oh hombres, sino nada? Si deseáis conseguir fuerza, tomadla de la fe. Si tuviéreis fe tanto como un grano de mostaza, seríais tan fuertes como los espíritus, y aunque apareciéseis ahora como hombres, vuestra fe haría vuestra fuerza y poder igual á los espíritus, como los que estaban en Sansón: pues por medio de nuestra fe nos convertimos nosotros mismos en espíritus, y todo lo que efectuamos y exceda a nuestra naturaleza (terrestre), se hace por el poder de la fe que obra por medio de nosotros como espíritu y nos transforma en espíritus". ("De Origin. Norb. Invisib." Introducción).

El hombre, aun cuando logra tener un vislumbre de la Verdad divina, está muy propenso a olvidarla casi inmediatamente, por ser más fuerte en él la acción de su mente terrena que la de su espíritu: y por tanto, parece necesario que se le recuerde repetidas veces que la fe de que habla Paracelso no es la fe ilusoria del cerebro, el producto de la especulación, sino un poder que pertenece a aquellos pocos espíritus vivientes que moran en este mundo aletargado.

Así como los poderes físicos pertenecen al hombre terrestre y físico, así también los poderes espirituales pertenecen al hombre espiritual, el cual tiene que nacer antes de que pueda conocer y ejercer estos poderes. Hasta ahora parece que, aun entre nuestros hombres científicos eminentes y afortunados médicos, hay muy pocos que han sido regenerados en el espíritu de la verdad e iluminados con la luz de la sabiduría divina, y si los hay, aconsejaríamos a todos los estudiantes de medicina siguiesen su ejemplo y, con aprender el gran arte del imperio de sí mismo, dominasen su propia naturaleza y la de los demás. La humanidad es tan sólo una, y el sentir esta verdad en toda su fuerza abrirá un campo nuevo para la ciencia médica del porvenir. Aquella parte de nosotros que vive en el corazón de los demás, es nuestro más verdadero y "más profundo Yo" (1). Si este Yo que vive en el corazón de los demás, ha despertado a su propia conciencia, se dará cuenta de su existencia universal y de su poder para obrar en aquellos en quienes vive. Entonces el médico, habiéndose vuelto autoconsciente de su naturaleza superior, vendrá a ser un salvador para todos los demás hombres, no sólo respecto de sus males morales, sino también respecto de sus males fí-

(1) Herder.

sicos; pues el espíritu, alma y cuerpo del hombre, no existen separadamente: son un todo orgánico, como lo es la totalidad de la humanidad, aunque las personalidades que constituyen este cuerpo, están separadas las unas de las otras por la ilusión de la forma.

II

LAS CUATRO BASES FUNDAMENTALES

DE LA MEDICINA

Las bases en que descansa el ejercicio de la profesión médica moderna son:

1.ª *Un conocimiento del cuerpo físico del hombre,* la disposición de sus órganos (anatomía), las funciones fisiológicas de los mismos (fisiología) y los cambios visibles que se efectúan en ellos cuando se manifiesta una enfermedad (patología).

2.ª *Algunos conocimientos en los ramos de la ciencia física,* química, botánica, mineralogía, etc., en fin, en todo lo que se refiere a las relaciones exteriores que las cosas tienen las unas con las otras y con el cuerpo del hombre (terapéutica).

3.ª Cierto grado de conocimiento respecto de *las opiniones y conceptos* de las autoridades médicas aceptadas en la actualidad, por erróneas que sean.

4.ª Cierto grado de *juicio y aptitud* para poner en práctica las teorías adquiridas.

Todo esto es relativamente correcto hasta cierto punto; pero puede verse desde luego que todo el conocimiento que se requiere de un médico moderno, se refiere tan sólo al plano externo de la existencia; el cuerpo animal del hombre y su medio ambiente. Es por completo erróneo dar el nombre de "psicología" a lo que suele llamarse así actualmente, porque no puede haber ninguna ciencia del alma en tanto que no se reconoce la existencia del alma *(psyche)* (1). El cuerpo causal o espiritual, invisible dentro de la naturalza del hombre, es enteramente desatendido de la ciencia, y si algún médico moderno cree personalmente en la existencia del alma, suele considerar este asunto como del dominio exclusivo de la Iglesia, y como algo con lo cual no tiene que ver la ciencia.

(1) Muy recientemente en los tribunales de Viena, durante un juicio sensacional acerca del estado de *non compos mentis* (locura) de un noble que había dejado una fortuna considerable a sus criados, la completa ignorancia de los expertos en "psicología" tocante a todo lo que concierne el alma, y su absoluta ineptitud para juzgar el carácter y motivos de una persona, resultaron tan patentes y se manifestaron de una manera tan ridícula, que vino a ser la opinión general, la cual fué expresada por el juez, que se debería abandonar la costumbre de llamar a los médicos como expertos en tales asuntos, y que se debería escoger para este objeto, actores, novelistas, o los que tuviesen más capacidad para conocer los motivos de la naturaleza humana.

Sin embargo, si el término "religión" quiere decir el conocimiento de la relación que el hombre terrestre exterior tiene con el poder creativo en él, su Yo interno, el cual es el asiento no sólo de su vida espiritual, sino también el origen indirecto de su vida física, parece que el conocimiento de esa religión que enseña la naturaleza de este verdadero ser interno e inmortal y también los eslabones que unen esa naturaleza superior con la forma física, sería una parte indispensable e importantísima de una verdadera ciencia y sistema de medicina basado en el reconocimiento de la verdad; y aunque la teoría precede a la práctica, este conocimiento no debería ser meramente de aquella especie teórica que es imaginaria y no real, y que, en las personas que procuran comprender cosas de que no pueden darse cuenta, produce un misticismo extravagante y por completo infructuoso, sino que debería ser de aquella especie que, por medio de la experiencia, constituye el conocimiento propio, y que es posible sólo alcanzando los ideales a que se aspira.

Según Teofrasto Paracelso, las cuatro columnas de la medicina son las que describe:

I.—Filosofía

El término "filosofía" se deriva de *phileo,*
amar, y *sophia,* sabiduría, y su verdadera significación es el amor a la sabiduría y el conocimiento que de él resulta; pues el amor mismo
es conciencia; es el reconocimiento del yo en
otra forma. El amor a la sabiduría es en el hombre el reconocimiento del mismo principio de sabiduría que se manifiesta en la naturaleza, y
de este reconocimiento procede la consecución de
conocimiento de la verdad. La verdadera filosofía no es por tanto lo que se conoce actualmente
por este nombre, ni se compone de especulaciones extravagantes acerca de los misterios de la
Naturaleza con el objeto de satisfacer la curiosidad científica. Es este, un sistema en que hay
mucho amor propio, pero muy poco amor a la
verdad; sus partidarios, por medio de lógica y
argumento, inferencias, teorías, postulados, hipótesis. inducciones y deducciones, procuran por
decirlo así, introducirse clandestinamente en el
templo de la verdad forzando las ventanas o mirar por el agujero de la cerradura a fin de ver
a la diosa desnuda. Esta filosofía especulativa
constituye aquel edificio artificial de filosofía y
supuesta ciencia fundado sobre argumentos y

opiniones que cambian de aspecto en cada siglo y de las cuales dijo Paracelso que "lo que una generación considera como la cumbre del saber, es a menudo considerado como absurdo por la generación siguiente, y lo que en un siglo pasa por superstición, puede formar la base de la ciencia en el siglo siguiente". Todo saber alcanzado por medios que no se basan en el amor a la verdad, no constituye el conocimiento inmortal o verdadera teosofía, sino que sirve tan sólo para propósitos temporales y como adornos para el egoísmo, procediendo como lo hace del amor a la ilusión del yo y no teniendo más que ilusiones por objeto.

Toda la naturaleza es una manifestación de la verdad, pero se requiere el ojo de la sabiduría para ver la verdad y no meramente su apariencia engañosa. La filosofía de que habla Paracelso consiste en el poder de reconocer la verdad independientemente de cualesquiera libros o autoridades, todos los cuales pueden tan sólo enseñarnos la manera de evitar los errores y remover los obstáculos en nuestro camino, pero que no pueden hacernos realizar lo que no realizamos en nosotros mismos.

El que no es víctima de conceptos falsos y enseñanzas erróneas, no necesita otro libro que el libro de la naturaleza para aprender la verdad. Hay pocos que pueden leer el libro de la natu-

raleza a la luz de la misma, porque habiéndose-
les llenado la mente de imágenes pervertidas y
conceptos equivocados, se han vuelto antinatu-
rales, y la luz de la verdad no puede penetrar
en su alma; viviendo en la luz engañosa de la
especulación y de la sofistería, han perdido toda
receptividad para la luz de la verdad. Tales filósofos viven en ilusiones y sueños y no conocen
lo que es real.

"En esta tierra, no hay nada más noble ni más capaz
de dar perfecta felicidad que un verdadero conocimiento de la naturaleza y de su fundamento. Semejante
conocimiento constituye al médico verdaderamente útil,
pero debe ser parte de su constitución y no un producto
artificial que se pone á manera de vestidura; él mismo
debe haber nacido de la fuente de aquella filosofía que
no se puede adquirir por medios artificiales". (Véase
"De Generatione hominum", I. Prefacio).

El conocimiento basado en la opinión o experiencia de otro no es más que una creencia y
no constituye el verdadero conocimiento. Los libros y las conferencias pueden servir para dar-
nos consejos, pero no pueden conferirnos el poder de conocer la verdad; pueden servirnos como guías útiles, pero la creencia en las declara-
ciones de los demás no debería tomarse equivo-
cadamente por conocimiento propio, el que procede únicamente del reconocimiento de la verdad misma, y el cual por medio del amor a la

verdad debería cultivarse ante todas las cosas.

A este dominio de la Filosofía pertenecen todas las ciencias naturales que se refieren a los fenómenos externos, en cuyo conocimiento parece que se han hecho grandes progresos desde el tiempo de Paracelso. A esta ciencia de fenómenos pertenecen la anatomía, fisiología y química del físico y todo lo que concierne a las relaciones recíprocas de los fenómenos que existen en la gran fantasmagoría de imágenes vivientes y corporales llamada el mundo interior suprasensual, desatendido por la ciencia popular, del cual aquél es la expresión externa; los procesos que se efectúan en esta luz interior de la naturaleza, se reflejan en la luz del mundo exterior, y aquellas almas cuyas percepciones interiores se han desarrollado a consecuencia del despertamiento del "hombre interno", no necesitan la observación de los fenómenos, externos para sacar inferencias en cuanto a sus causas internas porque conocen las causas y procesos interiores y también las apariencias externas que producen. Por consiguiente, hay una ciencia médica externa y una interna, una ciencia respecto al cuerpo astral del hombre y una ciencia respecto de su cuerpo físico. Aquélla se ocupa con el enfermo; ésta, por decirlo así, con los vestidos que lleva.

Para hacer este punto más claro, lo ilustraremos con un ejemplo. Consideremos la cinematografía proyectando en una pantalla vivas imágenes corpóreas y vivientes. La ciencia externa se ocupa solamente con estas imágenes, las relaciones que tienen unas con otras y los cambios que entre ellas se efectúan; pero no sabe nada tocante a las láminas en la linterna, las cuales llevan los tipos de estas imágenes visibles, y no sabe absolutamente nada acerca de la luz que causa su proyección sobre la pantalla; pero el que ve las láminas con sus pinturas y conoce el origen de la luz que da origen a estas sombras, no necesita estudiar dichas sombras con el objeto de sacar inferencias y de especular sobre sus causas. Así es que hay una ciencia superficial que es ahora el objeto del orgullo del mundo, y una ciencia secreta de la cual no se sabe casi nada públicamente, pero que el sabio conoce siéndole revelada por su propia percepción de la verdad (1).

Es preciso percibir las verdades antes de poder comprenderlas intelectualmente, y, por tan-

---

(1) Se lee a menudo que las opiniones de los antiguos tocante a esto o aquello eran "muy vagas", pero el hecho es que la vaguedad se halla en el crítico que no entiende lo que eran las opiniones de los antiguos. Las palabras se han hecho para expresar las ideas, y si no se perciben las ideas, las palabras sólo inducen a error. Si interpretamos el significado de un término conforme a nuestra fantasía, hallaremos tan sólo el concepto erróneo introducido en él por nosotros mismos, mas no la significación original.

to, esta ciencia mayor y superior no puede apren-
derse en los libros, ni enseñarse en los colegios;
es el resultado de un desarrollo de la percepción
más elevada del hombre, la cual pertenece a su
naturaleza superior y caracteriza al médico de
nacimiento. Sin esta facultad superior, conocida
en su grado inicial como el poder de "intuición",
el médico no puede hallar ocupación, sino en el
patio exterior del templo, recogiendo granos
útiles en los escombros; más no puede entrar en
el templo en el cual la naturaleza misma enseña
sus misterios divinos. Los detalles minuciosos
de estos escombros han sido estudiados por la
ciencia moderna popular, cuya atención ha sido
de tal manera absorbida en ello que el mismo
templo de la verdad se ha olvidado y la naturaleza de la vida ha venido a ser un misterio para
los que estudian únicamente sus manifestaciones exteriores.

Es casi ocioso decir que lo que precede, no
tiene por objeto el desaprobar el estudio de los
fenómenos, porque los que no tienen el poder de
alcanzar más, no ganarán nada con quedarse ignorantes acerca de sus apariencias externas;
pero el objeto que nos proponemos, es mostrar
que una ciencia que trata tan sólo de los fenómenos de la vida terrestre y resultados últimos,
no es la cumbre de todo el conocimiento posible,
pues más allá del dominio de los fenómenos vi-

sibles hay un dominio mucho más extenso abierto a todos los que son capaces de entrar: el dominio de la verdad, del cual sólo las imágenes invertidas se ven en el dominio de los fenómenos externos.

La ciencia natural de los místicos antiguos, debido á su más profunda penetración en el llamado dominio suprasensual, no se limitaba al mundo que vemos con nuestros ojos físicos, pues reconocían cuatro mundos o planos de existencia compenetrándose los unos en los otros, teniendo cada uno de ellos sus propias formas de vida y habitantes, a saber:

(a) *El mundo físico visible,* el cual es tan sólo el reflejo de los tres mundos superiores.

(b) *El mundo astral,* o dominio psíquico.

(c) *El mundo mental,* o dominio espiritual.

(d) *El estado divino,* el reino de Dios o mundo celestial.

Así como nosotros percibimos la existencia de un reino mineral, vegetal y animal en el plano sensual (1), así ellos, por la facultad de la

_____

(1) Llamamos a este plano *plano sensual,* solamente porque incluye todo lo que se percibe por medio de los sentidos de nuestro cuerpo *físico.* Si se desarrollan los sentidos de la forma *astral,* el plano astral será también nuestro plano sensual. No puede haber conocimiento sin percepción, ni percepción sin un sentido para este propósito. Un sistema de filosofía basado meramente en la especulación, y sin ninguna percepción de la verdad, no es filosofía en manera alguna, sino que se compone tan sólo de caprichos, ilusiones y sueños.

vista interior desarrollada, percibieron y describieron en este mundo cuatro reinos, o sea cuatro estados de existencia espirituales, invisibles para nosotros, los cuales en su manifestación exterior se llaman: *Tierra, Agua, Fuego, Aire.*

"Os enseñaremos que no somos los únicos seres inteligentes que poseen el mundo, sino que nuestras posesiones no abarcan más que una cuarta parte de él. No que este mundo sea tres veces más grande de lo que lo conocemos, sino que hay todavía en él tres cuartas partes que nosotros no ocupamos, y que sus habitantes no nos son inferiores en inteligencia. La única cosa de que podemos enorgullecernos, es que Cristo (la luz de la sabiduría divina) ha habitado entre nosotros y se revistió de nuestra forma, siendo así que hubiera podido escoger a otra nación (otra clase de Elementales) para este propósito". (Paracelso, "De la generación de los seres conscientes en la mente universal". I. Prefacio).

Todo esto, sin embargo, no pertenece estrictamente al presente objeto de esta obra, y se menciona tan sólo para dar cabida al concepto de que la naturaleza es mucho más grande que los límites que le asigna la ciencia material, y que, como dijo cierto filósofo: "lo que se sabe es tan sólo como un grano de arena en las playas del océano de lo desconocido".

II.—Astronomía

"Astronomía" quiere decir el conocimiento de los astros, y para el concepto de la mente moderna, es la ciencia de los "cuerpos celestes" que se ven de noche en el cielo. Pero para los filósofos antiguos todas las cosas visibles eran los símbolos y representaciones de poderes, pensamientos e ideas invisibles; y la expresión "Astronomía", como la empleó Paracelso, es por tanto algo totalmente diferente de la ciencia de los contempladores de estrellas, y se refiere a los varios estados mentales que existen en el macrocosmo de la naturaleza, lo mismo que en el microcosmo del hombre. La misma palabra "celeste" o "celestial" tiene referencia a algo superior a nuestra naturaleza groseramente material, y con estudiar el significado de los planetas a que se hace referencia en el capítulo precedente sobre la Constitución del Hombre, se puede formar una idea de lo que son las "estrellas" de la astronomía y astrología antiguas.

Por consiguiente, la Astronomía de Paracelso nada tiene que ver con los cuerpos cósmicos, visibles, materiales, corpóreos, sino con *virtutes* (virtudes) o poderes y *semina* (gérmenes), o esencias. todos los cuales son espirituales y substanciales, porque un poder sin substancia no se puede concebir, "poder y substancia", "materia y fuerza", siendo términos convertibles, estados de una unidad, dividida únicamente en nuestro concepto de sus modos de manifestación. Un "astro", a la verdad, quiere decir un *estado,* y un "astro fijo", un estado fijo de poder en la naturaleza, o como se llama en Sánscrito, un Tattwa, lo cual quiere decir un estado de *Aquello* o Sér, y como todo Sér es una manifestación de Vida o Conciencia, los "astros" son ciertos estados de aquella Vida u Omniconciencia universal, en otras palabras, estados de la *Mente.*

"Deberíais saber que las constelaciones de los planetas y estrellas en el cielo, con todo el firmamento, no causan el crecimiento de nuestro cuerpo, nuestro color, apariencia o conducta, y nada tienen que ver con nuestras virtudes y cualidades. Semejante idea es ridícula; el movimiento de Saturno no interviene en la vida de nadie, y no la hace ni más larga ni más corta; y aun cuando no hubiera jamás habido en el cielo un planeta llamado "Saturno", habría gente nacida con naturaleza saturniana. Aunque el planeta Marte es de naturaleza ardiente, Nerón no fué hijo suyo, y aunque son de la misma naturaleza (manifestándose en ambos la misma clase de energía), ninguno de ellos la recibió del otro". ("De Ente Astrorum", *Paramirum,* C. I. 2).

Para facilitar la comprensión de lo que Paracelso dió a entender por el término "Astro-

nomía", quizá no esté fuera de lugar echar una
ojeada a la doctrina india respecto de los
Tattwas.

Según esta doctrina, el Universo es una manifestación de *Aquello* (existencia o ser) como
Vida *(Prana)* en el Akasha (materia primordial, la cual, para objetos prácticos, puede con-
siderarse como el "Eter cósmico" del espacio).
Prana se manifiesta sobre los diversos planos
de existencia en varios Tattwas o formas de
existencia correspondientes a los principios de
la constitución del hombre enumerados arriba.
De estos siete Tattwas, cinco están manifesta-
dos correspondiendo a los cinco sentidos del
cuerpo humano, y se llaman como sigue (1):

1. *Akasha Tattwa;* el elemento *uno* que
forma la base substancial de los otros cuatro, y
que corresponde á lo que en el plano físico se
manifiesta como sonido perceptible.

2. *Vayu Tattwa;* Este representa el principio que hace posible la sensación del "acto" en
todos los planos de existencia.

3. *Taijas Tattwa* es la forma de aquel estado
que se manifiesta en todo los planos como Luz.

4. *Apas Tattwa,* el principio que hace posible la sensación del gusto en todos los planos de
existencia.

(1) Véase *"Las Fuerzas más sutiles de la Naturaleza"*,
por Rama Prasad.

5. *Prithivi Tattwa,* el principio que hace posible la sensación del olfato en todos los planos de existencia.

Las palabras son por completo insuficientes para dar una idea en que basar un concepto de cosas que se hallan fuera de nuestra comprensión intelectual en tanto que no existen en nuesra propia conciencia; pero podemos considerar los siete Tattwas como representados por siete modos de vibración de un éter cósmico, diferenciándose los unos de los otros no sólo por la cantidad, sino también por la cualidad; de modo que, por ejemplo, *Akasha Tattwa* tiene un movimiento circular, *Vayu Tattwa* un movimiento espiral, etc.; pero semejante concepto es por completo *inadecuado,* siendo así que ténemos que ver con fuerzas vivas, con estados de la vida o conciencia universal, las que se manifiestan no sólo como las causas de los cinco modos de percepción en el plano físico, sino también en los planos superiores; dando al hombre, por ejemplo, el poder no sólo de sentir el contacto de un objeto en el plano físico, sino también de sentir con su sentido astral la presencia de un objeto en el plano astral, y en su corazón el contacto de un poder espiritual; no sólo de ver la luz física con los ojos de su cuerpo, sino cosas en la luz astral con sus órganos de vista astral; de ver las verdades e ideas intelectuales con el ojo de su intelecto a la luz de éste, y las cosas espirituales con el ojo del espíritu. En verdad, todo lo que existe es una manifestación de *Tatt-was*, o "vibraciones de éter"; estacionaria en su aspecto como "materia", progresiva en su aspecto como "fuerza". La materia es energía latente, la fuerza es substancia activa (1); todo es vida, conciencia, inteligencia, latente o activa conforme a las condiciones que existen en el plano en que se manifiesta; toda substancia es mente y las fuerzas que vemos, no son sino los símbolos de los pensamientos en ellas representados.

No es nuestro propósito dentro de los estrechos límites de esta obra, entrar en más extensos detalles de esta ciencia interesantísima, elevada y sublime que H. P. Blavatsky ha tratado extensamente en su "Doctrina Secreta" (2); sólo mencionamos estos puntos con el objeto de llamar la atención a esta doctrina como que significa un aspecto y concepto de la naturaleza inconmensurablemente más elevado que el que la ciencia popular representa, y por tanto, asequible únicamente para aquellos cuyas aspiraciones van más allá de este plano groseramente material.

La "Doctrina Secreta" nos informa que en

(1) Véase "Magia blanca y negra".
(2) Publicada por la "Biblioteca Orientalista".

el curso de la evolución, este nuestro planeta ha alcanzado tan sólo su *Kama rupa,* o forma animal de existencia, y que el estado siguiente en escala ascendente, el estado de *Manas* (mente) ha principiado apenas a desarrollarse. Quizá sea esta la razón porque la ciencia de la mente se halla ahora en su infancia, y es comprendida solamente por aquellos espíritus evolucionados que, cual Paracelso y otros como él, por su nobleza de carácter y su espiritualidad, han avanzado más que el resto de la humanidad en el conocimiento superior, formando, por decirlo así, la vanguardia del ejército en su marcha hacia las regiones de lo *desconocido,* mas no de lo absolutamente incognoscible.

La astronomía moderna enseña la ciencia de los cuerpos de los planetas y estrellas; la Astronomía de Paracelso habla de las fuerzas espirituales representadas por estos planetas, cuyos duplicados existen en la constitución del hombre; y como cada fuerza de la naturaleza obra sobre su elemento correspondiente en la naturaleza del hombre, estas fuerzas universales producen ciertos efectos sobre aquellos elementos en el hombre que existen en el plano correspondiente. Así, por ejemplo, no se necesita ningún argumento para probar que el sol es el manantial del calor, de la luz y de la vida sobre este planeta, y que el cuerpo físico del hombre,

lo mismo que el de la tierra, recibe estas energías de las irradiaciones que proceden del cuerpo físico del sol, siendo éste el centro corpóreo
visible de un poder que existe universalmente
y cuya esfera de actividad alcanza hasta los
límites de nuestro sistema solar. Todos vivimos
y tenemos nuestro ser físicamente dentro de la
esfera de actividad del sol, y por tanto, dentro
de sus elementos físicos. En un sentido semejante, vivimos y tenemos espiritualmente nuestro ser en el cuerpo espiritual y substancia del
Amor; y así como el sol del mundo físico fluye
en nuestros cuerpos, así ambién la luz de la sabiduría divina nos rodea y está pronta a penetrar en nuestra alma. Paracelso enseña que la
luna corresponde al cuerpo astral del hombre y
tiene ciertos efectos en él, causando ciertos estados que finalmente pueden llegar a manifestarse exteriormente como ciertas enfermedades
morales o físicas; y se podría demostrar que
semejantes correspondencias existen entre los
poderes universales representados por los planetas visibles y los elementos correspondientes
que existen en la constitución del hombre; mas,
por importante y transcendental que sea este
asunto, la ciencia médica popular le presta
muy poca atención por estar demasiado ocupa-
da en investigar efectos exteriores de un carácter fenomenal y no tener tiempo para atender a

lo que produce los fenómenos y apariencias (1).

Si se entendiera la Astronomía de Paracelso, se encontraría que el hombre, lejos de crear sus propios pensamientos, sólo meramente modela las ideas que fluyen a su mente; que la "transmisión del pensamiento", lejos de ser un acontecimiento extraño y raro, es tan común como la transmisión del calor; que, debido a la concepción unitaria de la humanidad, todos sentimos y pensamos los unos en los otros y obramos a impulso de los pensamientos de cada cual. Entonces conoceríamos mejor las causas verdaderas de los crímenes, de la locura y de la enfermedad, y encontraríamos que son términos convertibles. Podríamos quizá también modificar nuestras opiniones respecto del supuesto libre albedrío y el grado de responsabilidad del hombre, y saber que el poder de la voluntad no es un mito, y que la hechicería y brujería no son más imposibles que la acción mágica del amor verdadero.

---

(1) Cuanto más extensa se vuelve la mente del hombre atendiendo a una multiplicidad de detalles, tanto más pierde de vista los hechos sencillos. Así la acción de la luz del sol y sus diversos colores, cada uno de los cuales tiene sus cualidades terapéuticas especiales, es una cosa demasiado sencilla para obtener el favor popular.

III.—ALQUIMIA

No siendo maestros de alquimia, no podemos
enseñar la ciencia de esta base de la medicina;
y además toda instrucción tocante al modo de
emplear ciertos poderes misteriosos, sería por
completo inútil a los que, no habiendo desarrollado estos poderes, no los posean. El objeto de
las siguientes observaciones es más bien mostrar lo que *no* es la Alquimia, que no lo que es,
pues lo mismo que todo término simbólico de
una verdad espiritual que cae en manos del
vulgo, este término ha sido "manchado y pros-
tituído abiertamente en las plazas públicas" (1),
hasta el grado de quedar casi desfigurado.

Los alquimistas antiguos se servían de un
lenguaje misterioso, cuando hablaban acerca de
cosas misteriosas, y ningún alquimista moderno
podría expresar claramente cosas para las cuales nuestro lenguaje no tiene palabras, ni las
mentes ordinarias concepto alguno. Los niños
hablan con frecuencia más sabiamente de lo
que se imaginan, los sabios saben lo que dicen,
pero los semi-sabios hablan sin conocimiento.
El niño que recibe dádivas de sus padres en la

(1) "The Secret Symbolo of the Rosicrucians", II, página 16. (Occult Publishing Co., Boston, Mass., 188.)

Nochebuena, cree que el Cristo le ha enviado estos regalos, pero el adulto listo se vuelve escéptico y se burla de esta historia. Ahora bien, puede conservar esta opinión por toda su vida, o puede llegar a ser aún más hábil y encontrar que el Cristo es el amor divino, del cual procedió el amor de sus padres, induciéndoles a conferir dádivas, y que después de todo, es verdadera la historia en que creía cuando era niño. En el mismo sentido la Alquimia es una verdad o una superstición; esto depende tan sólo del significado que damos a esta palabra.

El profesor Justus von Liebig dice: "Nunca fué la Alquimia algo diferente de la Química"; estamos de acuerdo con esto en cuanto ambas se ocupan en cosas substanciales que tienen ciertas afinidades, y no con algo que exista fuera de la naturaleza; pero mientras que la química (física) ordinaria emplea fuerzas (mecánicas) meramente físicas con el objeto de componer y descomponer substancias materiales sin hacer crecer nada nuevo, la Alquimia emplea el poder de la vida y se sirve de las fuerzas animadas, estableciendo condiciones bajo las cuales algo visible puede crecer de algo invisible, en el mismo sentido que un árbol crece de una semilla en el laborotorio alquímico de la naturaleza. La Química y la Alquimia son, por tanto, dos aspectos de una misma ciencia, la una es el as-

pecto inferior, la otra es el aspecto superior.
El químico que descompone la sal en Na
y Cl, y vuelve ha combinarla en $Na\ Cl$,
hace una operación química; el jardinero que
establece en su invernadero las condiciones bajo
las cuales hace que la semilla de una planta
de tipo inferior se desenvuelva en una planta de
un tipo superior, y el maestro de escuela que
convierte un zote en un ser inteligente, hacen
operaciones alquímicas porque producen algo
más noble que los materiales empleados, de las
fuerzas latentes en ellos.

Sin la alquimia de la naturaleza, no podría
tener lugar ninguna "química fisiológica"; sin
la acción de un principio vital que existe universalmente, ninguna forma humana podría
crecer de un *ovum* o feto, ningún niño se con-
vertiría en hombre. El estómago humano es un
laboratorio químico en el cual se hacen milagros
que ningún químico moderno puede imitar con
medios puramente químicos; la leche y el pan
se transforman en sangre y carne dentro de
la retorta viviente del cuerpo humano, y se
efectúan maravillas que la química moderna,
a pesar de sus progresos, no puede llevar a cabo
porque no domina al poder organizador de la
vida.

Todo lo que la creencia popular sabe acerca
de la Alquimia antigua, se deriva de los mal

comprendidos escritos de los antiguos, los que escribieron de propósito de una manera incomprensible para los profanos, o de los escritos de charlatanes e impostores—pues en aquel tiempo había tantas gentes ignorantes y egoístas como las hay hoy en día, desperdiciando el tiempo en esfuerzos inútiles para aplicar una ciencia espiritual a objetos materiales, y procurando servirse de poderes que no poseían con la esperanza de satisfacer su curiosidad y su avaricia. De esta especie de "Alquimia" habla Paracelso con el mayor desprecio (1).

Para practicar la química se necesitan poderes físicos y conocimientos científicos; para practicar la alquimia se necesitan poderes espirituales vivos y sabiduría. La química pertenece al hombre terrestre, *el aspecto superior de la Alquimia pertenece al hombre regenerado espiritualmente después de pasar por la* MUERTE MÍSTICA *a la resurrección de la vida inmortal y verdadera* (2).

(1) "Paracelsus", p. 168. (Londres, 1887: Trubner and Co.)
(2) El hombre espiritual regenerado no es un sueño ni un ideal irrealizable, sino mucho más substancial que el hombre terrestre. Dice William Law: "Donde nace Cristo o se eleva Su Espíritu en el alma, allí todo *yo* queda negado y obligado a retirarse, allí toda sabiduría carnal, artes de progreso con todo orgullo y gloria de esta vida, son tantos ídolos paganos voluntariamente abandonados; y no sólo está contento el hombre, sino que dice con gozo que su reino no es de este mundo", ("William Law", Londres, 1893.) Véase también "Jacob Boehme", pág. 63. Londres, 1891.

Así como hay tres reinos en la naturaleza, íntimamente relacionados los unos con los otros, —el reino de la naturaleza física, el reino del alma del mundo (el plano astral), y el reino del espíritu auto-consciente—así también la Alquimia tiene tres aspectos íntimamente relacionados los unos con los otros, perteneciendo uno de ellos al aspecto físico del hombre, otro al aspecto astral y el más elevado a su aspecto espiritual. Dice H. P. Blavatsky:

"Todo lo que existe en el mundo alrededor de nosotros está hecho de tres principios (substancias) y cuatro aspectos. (La triple síntesis de los siete principios). Así como el hombre es una unidad compleja, componiéndose de un cuerpo, un alma racional y un espíritu inmortal, así también cada objeto en la naturaleza posee un exterior objetivo, un alma vital, y una chispa divina que es puramente espiritual y subjetiva. Por consiguiente, cada ciencia, lo mismo que todos los objetos naturales, tiene sus tres principios fundamentales y puede aplicarse por medio de los tres o con el uso de uno de ellos" (1).

Estos tres estados de existencia del universo eran llamados por los antiguos las *Tres Substancias,* y eran simbolizados como *Sal, Azufre* y *Mercurio.*

Con el mismo derecho que el químico moderno simboliza sus substancias químicas por me-

(1) Theosophical Siftings". Alchemy. (Londres Theo, Pub. Soc., 1891.)

dio de letras—como por ejemplo, *O* para el oxígeno, *H* para el hidrógeno, *N* para el nitró-
geno, *C* para el carbógeno (1), etc., cuyos símbolos son incomprensibles para los que no saben
lo que significan,—los alquimistas antiguos ex-
presaban la naturaleza de esencias, poderes y
principios espirituales con que se ocupaban por

medio de ciertos signos alquímicos, como ⊖

para la Sal, o el principio substancial en todas

las cosas ⚥ para el Azufre, o las energías

contenidas en ellas, y ☿ para *Mercurio,* o

el principio inteligente latente en todas las cosas, sea manifestado o no; pero las esencias o
estados vivos del universo que se manifiestan
en estos tres planos, los simbolizan por medio de
los signos de los planetas, como ya se ha explicado antes. Estos principios son eternos; pero
sus manifestaciones difieren según el plano en
el cual se efectúan. Así, por ejemplo, el amor
es eterno, manifestándose en el reino de Dios
como autoconciencia divina; en el plano astral

(1) De propósito decimos "carbógeno" y no "carbono"
porque nos referimos a aquel elemento invisible cuyo producto en el plano visible es el carbono o carbón.

como efecto, deseo y pasión; en el plano físico
como gravitación, atracción, afinidad química,
etcétera. El poder es siempre el mismo, pero su
acción parece diferente bajo condiciones diferentes.

"Ante todo, debería saber un médico que el hombre
existe en tres substancias. Aquello de que está hecho
tiene tres aspectos. Estos tres aspectos hacen al hombre
entero, y ellos son el hombre mismo y él es ellos, y de
estas tres substancias él recibe todo bien y mal referente
a su cuerpo físico. Así cada cosa existe en estas tres
substancias, y las tres juntas constituyen un cuerpo, y
nada se le añade sino la vida. Si pudiéseis ver estas substancias verdaderas, tendríais entonces el ojo por medio
del cual un médico debería ver. Solo el ver lo exterior está en el poder de todo el mundo; pero el ver lo
interior y descubrir lo que está oculto, es un arte que
corresponde al médico". ("Paramirum", Lib. I, s. b.)

Los que hasta aquí han seguido nuestro ra-
zonamiento, estarán ahora prontos a reconocer
que la comprensión de esta ciencia superior, cuya adquisición requiere la vida entera de una
mente superior, y cuya práctica implica la evolución de facultades superiores, no se puede
alcanzar con leer unas cuantas horas un libro
sobre Alquimia, y que sólo pueden juzgarlo los
que son alquimistas prácticos. Lejos de ser "un
fraude bien probado", la Alquimia es, en verdad, el objeto más noble hacia el cual toda la
humanidad, toda la civilización dirige sus es-

fuerzos. Es la realización del más elevado ideal, hecho maravilloso que no puede efectuarse por nada menos que por el ideal mismo. Dice H. P. Blavatsky:

"Cuando aparecieron en la tierra hombres dotados de inteligencia superior, dejaron a este poder supremo (la chispa divina) obrar irresistiblemente, y de él aprendieron sus primeras lecciones. Todo lo que tuvieron que hacer, fué imitarlo; pero para reproducir los mismos efectos por un esfuerzo de voluntad individual, se hallaron obligados a desarrollar en su constitución humana un poder (creativo) llamado KRIYASAKTI en la fraseología oculta".

Tendríamos un gran placer en llegar a conocer a un hombre de ciencia moderno que obedeciese a la ley divina hasta el grado de dejar al poder de Dios (el Espíritu Santo) dominar por completo sus pensamientos, voluntad y deseos. Semejante persona sin deseos egoístas, sin ambición ni vanidad, sin sed de dinero o fama, obrando como instrumento de amor divino, sería un raro *espécimen* de humanidad; pero desgraciadamente semejante santo y sabio es muy difícil de encontrar en nuestra generación actual, porque mil cadenas aprisionan el animal humano en la región de sus deseos. ¿Cómo podría aquel que está atado a la *Luna* con mil cadenas emplear la energía del *Sol,* cuya influencia no permite entrar en su naturaleza, y que por tanto, no puede nutrir su cuerpo y crecer en él hasta convertirse en un poder? El oro y la plata pueden formar una liga, pero no se vuelven nunca idénticos el uno con la otra. Así también sus representantes espirituales, la Sabiduría Divina y el intelecto carnal, no serán nunca una misma cosa, aunque la luz de la sabiduría arroje su reflejo sobre la mente terrestre.

Como ya queda dicho, la Alquimia tiene tres aspectos, a saber:

Alquimia terrestre. Esta en su aspecto inferior incluye toda la ciencia química con todos los descubrimientos que se hagan en el porvenir. Esta alquimia reconoce todavía cuatro *elementos* (1), y el quinto, el elemento único, del cual provienen los cuatro (2); en otras pala-

(1)   Como no estamos escribiendo para niños, es ocioso refutar la pueril objeción que suele hacerse, y decir que los sesenta y cuatro llamados cuerpos simples de la química, no son elementos de la naturaleza, aunque pueden ser considerados como los elementos de la ciencia química.

(2)   En todas las cosas hay cinco elementos o cualidades, porque todo consiste en vibraciones del elemento único, llamado por los Alquimistas *prima materia,* en el cual estas cualidades se hallan latentes (contenidas potencialmente). Cada cosa es una manifestación de la substancia. Lo que es esencial en ella no es la forma, sino la substancia. Así por ejemplo, lo que es esencial en un diamante es el carbono, pero el carbono no se compone de diamantes, sino que es una substancia universalmente distribuída en la naturaleza en forma sólida, acuosa, gaseosa e ígnea; y todas estas formas de carbono son ciertos estados del elemento "carbógeno" que es la raíz de su existencia.

bras, cuatro estados de materia y un quinto (parcialmente reconocido por la ciencia), a saber, el estado sólido (substancial), el líquido, el flúido, y el etéreo. Descríbense éstos como sigue:

a. 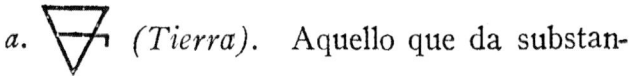 *(Tierra).* Aquello que da substancialidad a todas las cosas, ya sean sólidas, líquidas, gaseosas, etéreas o espirituales. *(Solidez o Estabilidad).*

b. *(Agua).* Aquel estado que mueve y hace las cosas líquidas en uno u otro plano de existencia. *(Movimiento).*

c. 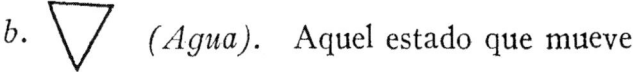 *(Aire).* Lo que da a las cosas la facultad de tomar una forma gaseosa. *(Extensión).*

d. *(Fuego).* Lo que les da fuerza. *(Energía).*

e. *(Eter).* Este quinto elemento, en el cual los atributos de todos los demás estados tienen su base, será el principal objeto de la investigación científica en los siglos futuros, y es a la verdad el elemento primero y *único*.

Estos elementos se representan como los *Tattwas* enumerados en el capítulo anterior, y corresponden a los mismos como sigue, si adoptamos el orden precedente:

a. *Prithivi*. Solidez. (Tierra).

b. *Apas*. Movimiento. Volumen (Agua).

c. *Vayu*. Extensión. (Aire).

d. *Taijas*. Energía. Intensidad. (Fuego).

e. *Akasha*. El Tattwa uno que forma la base de los demás. (Sonido). (1).

La falta de espacio en estas páginas, lo mismo que lo insuficiente de nuestra experiencia tocante a este asunto, nos prohibe entrar en una investigación más precisa de las relaciones que existen entre este aspecto de la Alquimia y la química física; pero tenemos motivos para afirmar que estamos en vísperas de grandes descubrimientos que hasta cierto punto revolucionarán la química popular actual.

Alquimia celestial.—Aun cuando pudiéramos describir los secretos de la alquimia celestial, por medio de la cual fué creado el universo y que incluye la regeneración del hombre y la consecución de la inmortalidad consciente, y

(1) *Vach*.—Podemos obtener la clave para la comprensión de lo que produjo el *Akasha*, si recordamos que, según la Biblia, todas las cosas fueron hechas del *Verbo*, y que "el Verbo era Dios" (Juan, I., 1).

si esto pudiera hacerse público sin profanar
estos misterios, la explicación sería probablemente comprensible tan sólo para aquellos que,
conociéndola ya, no tuviesen necesidad de ella.
Los que deseen investigar este asunto por amor
a la sabiduría, hallarán el proceso entero, por
modo completo, descrito simbólicamente en "The
Secret Symbols of the Rosicrucians of the 16th
and 17th Century" (1), obra perfectamente
comprensible si se estudia a la luz de la sabiduría, pero ininteligible para la mente carnal,
la que ve todas las verdades pervertidas. También se ha procurado dar algunas explicaciones
en la obra titulada "In the Pronaos of the Tem-
ple of Wisdom" (2). Sólo diremos que allí las
Tres Susbstancias aparecen como los *Tres Co-
mienzos;* la primera manifestación de la Unidad
como Trinidad, y los Siete *Tattwas* como los
siete espíritus primitivos (3), o "alientos vivos"
saliendo del seno de Parabrahm (4).

El universo es el Macrocosmo, y el hombre
el Microcosmo, y como la primera gran causa
es el creador del mundo y la causa de toda evolución, así es el hombre individual el creador de

(1) Occult Pub. Co., Boston, Mass.; y Theosoph. Pub.
Soc., Londres.
(2) Occult Pub. Co., Boston, Mass.; y Theosoph. Pub.
Soc., Londres.
(3) Jacob Boehme.
(4) "Doctrina Secreta", Vol. I.

su propio mundo interior y exterior, capaz de
causar ciertos estados superiores en su mente
por el poder de su voluntad en obediencia a la
ley, y de crear formas por medio de sus pensamientos, mientras que la condición de su estado
interior ha de producir con el tiempo, efectos y
transmutaciones correspondientes en su cuerpo
físico. Muy provechoso le será el dedicar todo
su *tiempo* a esta práctica de la Alquimia y obtener el oro puro de la sabiduría de los metales
inferiores representados por sus pasiones animales. Estas pasiones son el capital que la naturaleza le ha prestado para convertirlas en
"plata y oro", mientras vive en la tierra: son
los peldaños por los cuales puede ascender a la
inmortalidad y hallar a su Yo divino.

Para practicar esta especie de Alquimia, no
necesitará libros, ni hornos ni utensilios, pues
él mismo es el alambique, el fuego y la substancia que se ha de ennoblecer. Allí, en su laboratorio silencioso con las puertas cerradas
contra todo deseo vano y carnal y todo pensamiento egoísta, puede *mortificar* su naturaleza
terrestre alcanzando el dominio de sí mismo,
de modo que su naturaleza superior sea *liber-
tada* de las cadenas animales con entrar en la
resurrección, pasando de la tumba de la ignorancia a la luz del propio conocimiento. Para
efectuar esto tendrá que *purificar* su mente y

dejar que su alma sea *animada* por el poder
del espíritu de verdad; lo que en él es inerte,
tiene que ser *sublimado* en el fuego del amor
divino, a fin de elevarse al cielo en la forma de
santas aspiraciones, mientras que el humo de la
sofistería, dogmatismo, pseudociencia y presunción debe dejarse salir por la chimenea para no
volver más. De esta manera podrá encontrar

el modo de combinar ☿ con �? y así

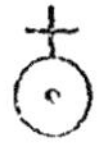

convertirlo en oro substancial que durará toda
la eternidad.

Basta lo que antecede para dar una sugestión
respecto del carácter de la Alquimia y su relación con la química. Entre estos dos aspectos
hay un tercero, a saber, lo que puede llamarse
"Alquimia Astral".

Alquimia del Plano Astral.—Así como la
Alquimia inferior requiere para su práctica las
facultades del cuerpo físico, y la Alquimia celestial la energía del espíritu que ha llegado a
ser un poder en el cuerpo del hombre, así también la práctica de la Alquimia del plano astral
requiere la evolución de la conciencia y de la
percepción en el organismo astral del hombre;
porque en la mayor parte de los que viven en
el plano físico, la forma astral se halla tan inconsciente de su ambiente en el plano al cual

pertenece, y tan ignorante acerca de su naturaleza, como lo es un niño acerca del significado
de las cosas de este mundo. Sin embargo, no nos
proponemos entrar en esta materia, pues nos
llevaría al vastísimo dominio del espiritismo,
hipnotismo, brujería y hechicería, cuyas cosas
son supersticiones si los que creen en ellas no
saben nada tocante a sus leyes, pero que son
realidades para los que conocen las leyes por las
cuales se efectúan semejantes fenómenos (1).
La clave para comprender estos fenómenos está
en la realización de la verdad de que el Universo
es una manifestación de poder sobre los tres
planos de existencia. El plano espiritual tiene
sus siete estados de existencia, representando
poderes inteligentes auto-conscientes, tronos y
dominios, ángeles y arcángeles, todos los cuales
son manifestaciones de la causa primordial llamada *Dios*. El plano físico tiene sus siete estados de existencia, representados como poderes
en los cuales está todavía latente la conciencia.
En la *región intermedia,* el plano astral, encontramos también siete estados de existencia en
la forma de fuerzas vivas que alcanzan la con-

(1) "Superstición"—de *super,* arriba, y *sto,* estar—es el conocimiento de los atributos de una cosa, mientras que estos
atributos están más allá de nuestra concepción. Por consiguiente, una superstición es un concepto erróneo acerca de
una cosa que existe, o una creación de la fantasía; una con-
clusión errónea sacada por la observación de un fenómeno sin
comprender la ley por la que se produce dicho fenómeno.

ciencia en la organización del hombre. Allí los "siete planetas" se manifiestan ya para el bien, ya para el mal, según la naturaleza de la persona en quien se hace esta manifestación. Así, por ejemplo, el elemento universal simbolizado como ♀ se manifiesta en un hombre como amor universal o como egoísmo, según su condición. Si ♀ domina a su ♂ tendrá imperio sobre sí mismo; pero si ♂ domina a su amor, cederá a sus deseos. Si el elemento de ♄ en él domina a su ☾, su inteligencia será de naturaleza terrena y pertenecerá al espíritu de la tierra; pero si su inteligencia es dueña de sus elementos terrestres, será capaz de elevadas aspiraciones. Si el elemento de ☿ domina a su ♃ él empleará su intelecto para satisfacer su codicia, mas si ♃ es dueño de

su ☿ , será de carácter noble.

Todo esto se dice tan sólo para aludir a lo sublime de la ciencia alquímica, y llamar la atención hacia la verdad universal de que *cada principio, cualquiera que sea el plano en que exista, no es un producto de la forma en que se desarrolla y manifiesta, sino que la forma es el campo para su desarrollo y manifestación;* en el mismo sentido que la luz universal no es un producto de los cuerpos sobre los cuales brilla, sino que los cuerpos son instrumentos para el desarrollo y la manifestación de las cualidades de la luz. Así la vida, la conciencia, la voluntad, la virtud, la pasión, o cualquier otro estado espiritual, emocional o físico del hombre no es el producto de su forma, sino una manifestación de un principio vital universal en él, conforme a las condiciones que ofrece su constitución. La vida es tan sólo una, y se manifiesta en los animales como vida animal, en las plantas como vida vegetal, etc. La conciencia es tan sólo una, y se manifiesta como verdadera auto-conciencia en los seres espirituales, y como instintos en el reino animal inferior. El amor es tan sólo uno, y universal, de otro modo no po-

dría manifestar en todas partes las mismas cualidades; no pertenece a un solo individuo ni a
un solo país; nace en el cielo pero se manifiesta
sobre la tierra en los hombres, los animales, las
plantas y los minerales, bajo diversos aspectos
conforme a las condiciones que encuentra. Cada
cosa es una manifestación de una Unidad primordial que se revela en un triple aspecto. El
hombre mismo no es otra cosa que una manifestación del poder universal que le llamó a la
existencia y construyó su forma corpórea. El
no es ni su cuerpo ni su mente, sino la expresión, en un plano inferior, de un estado de existencia individual superior—una de las letras de
que se compone el gran alfabeto de la humanidad. Continuamente engañado por la ilusión
que produce el aislamiento aparente de su forma
y su separación de otras formas de existencia,
se imagina ser algo esencialmente separado de
los demás seres, y así olvida su propia naturaleza universal. Sólo cuando el hombre comienza
a realizar lo que él mismo es en realidad, puede
empezar a alcanzar el conocimiento verdadero
respecto de los tres reinos de la Naturaleza. Se
dice que el objeto de la ciencia es el reconocimiento de la verdad, pero es también evidente
que ninguna ciencia verdadera puede existir
mientras no se reconozca y se rechace la verdad,
pues no es posible conocer la verdad por medio

de otra cosa que el poder de la verdad en el hombre. Nadie puede tener conocimiento propio de una cosa que no está en él.

Es evidente que este asunto es tan vasto que es imposible en una obra de esta especie hacer más que tratarlo superficialmente, y por tanto, hay muchísimas cosas que deberían ser explicadas, pero que es preciso pasar en silencio, siendo así que no nos proponemos entrar en los detalles de la ciencia de la *Astronomía de la Vida* o de la *Química de la Vida,* ni discutir extensamente los excelsos problemas de la *Filosofía oculta.* El objeto de la presente obra es meramente corregir los falsos conceptos que existen, y arrojar semillas que, si caen en un terreno fértil, crecerán y producirán frutos tales como no los hay en el plano exterior de la Naturaleza, sino dentro de su templo interno, en las regiones superiores del pensamiento.

IV.—La virtud del médico

"Virtud" quiere decir *poder;* se dice que se deriva de *vir, Hombre,* y significa poder viril, eficacia, fuerza. Siendo el hombre algo más que un cuerpo físico o un animal, quiere decir un poder substancial, espiritual, superior, que se manifiesta como nobleza de carácter, pureza de corazón, claridad mental, fuerza de voluntad, firmeza de decisión, percepción pronta, penetración de pensamiento, benevolencia, honradez, veracidad, altruismo, modestia. Esta virtud es algo infinitamente superior a la llamada "virtud" que consiste en aparentar ser virtuoso y piadoso por temor a la censura y a la crítica, y es también infinitamente superior a lo que los moralistas llaman "moralidad", cosa alabada como el objeto más elevado que se pueda alcanzar, pero que, a la verdad, no es nada más que el conformarse a ciertas costumbres y opiniones. No hay necesariamente abnegación alguna en practicar la moral, sino que es con gran frecuencia un medio de satisfacer la propia vanidad. La palabra "moral" se deriva de *mores,* maneras o costumbres. Lo que es conforme a las maneras y costumbres en un país, y por tanto considerado como "moral" allí, es inmoral en otra parte donde existen maneras diferentes. Una moralidad sin espiritualidad no tiene ningún valor verdadero. Otro tanto puede decirse de la "ética" (de *ethos,* costumbre) cuyo término parece ser uno de los que se han inventado con el propósito de crear confusión y evitar el llamar las cosas espirituales por sus nombres verdaderos.

La *Virtud* que, según Paracelso, es la cuarta columna del templo de la Medicina, no ha de fingir; significa *el poder que resulta de ser un hombre en la verdadera acepción de la palabra y de poseer no sólo las teorías respecto del tratamiento de la Enfermedad, sino el poder de curarlas uno mismo.*

Hay actualmente millares de médicos cuyo único mérito consiste y siempre consistirá en que han logrado pasar un examen y en obtener el título de doctor en medicina; pero el título de "doctor" significa tan sólo un grado académico; el diploma meramente certifica que los sinodales creen que el estudiante ha cumplido con todo lo que exige el reglamento; y aunque semejante título implique el derecho de envenenar y matar sin ser castigado por ello, el conferir dicho grado no constituye a un médico. El verdadero médico, lo mismo que el verdadero sacerdote, es ordenado por Dios. Dice Paracelso respecto a esto lo que sigue:

"Aquel que puede curar enfermedades es médico. Ni los emperadores, ni los papas, ni los colegios, ni las escuelas superiores pueden crear médicos. Pueden conferir privilegios y hacer que una persona que no es médico, aparezca como si lo fuera; pueden darle permiso para matar, mas no pueden darle el poder de sanar; no pueden hacerle médico verdadero si no ha sido ya ordenado por Dios. El verdadero médico no se jacta de su habilidad ni alaba sus medicinas, ni procura monopolizar el derecho de explotar al enfermo, pues sabe que la obra ha de alabar al maestro, y no el maestro a la obra. Hay un conocimiento que se deriva del hombre, y otro que se deriva de Dios por medio de la luz de la naturaleza. El que no ha nacido para ser médico, nunca tendrá éxito. El médico debe ser leal y caritativo. El que se ama a sí mismo y a su propio bolsillo, hará muy poco bien a los enfermos. La medicina es mucho más un arte, que una ciencia. El conocer las experiencias obtenidas por los demás, es útil para un médico; pero todo el saber de los libros no puede hacer médico a un hombre a menos que él lo sea por naturaleza. Sólo Dios dá la sabiduría médica". Comp. "Paragranum", I. 4).

Esta virtud que constituye al verdadero médico, no puede ser creada por los colegios, ni puede nadie conferírsela a sí mismo. Nadie puede darse una cosa que no posee, ni hacerse mejor de lo que es, sin la ayuda de alguna influencia superior, porque, como ya se ha explicado, el poder ejercido por alguna forma no es una creación de la forma, sino un principio eterno que pasa a la existencia objetiva en formas y se manifiesta en y por medio de ellas por su propio poder. Ni la verdad ni la sabiduría pueden fabricarse. Existen independientemente de todas las opiniones, observaciones, especulación y lógica. Pueden hallarse ocultas a nuestros ojos, cual el sol en un día lluvioso; pero así como el sol no depende del que tengamos conocimiento de su presencia, así también la verdad existe eternamente, sea que la reconozcamos o no. Si toda la humanidad actual se volviese idiota, no por eso dejaría la verdad de ser, sino que volvería a manifestarse como sabiduría en una época más ilustrada.

Nada puede subir al cielo, sino aquello que ha bajado de él; sólo venciendo lo que es falso, podemos hacernos receptivos a lo que es verdadero. Dice *Eckhart:* "La Sabiduría Divina es a Dios lo que la luz al sol; es una con El, una actividad necesaria, una fuente inagotable que mana del corazón de Dios."

Esto nos lleva de nuevo a una base *religiosa* (si se nos permite emplear esta maltratada y mal comprendida palabra), y a la necesidad de que aquel cuya profesión es servirse de las leyes de la naturaleza y tratar el cuerpo del hombre, conozca la posición que ocupa el hombre en la naturaleza, y la posición que ocupa la naturaleza respecto al origen del cual procede.

Esta ciencia no requiere meras palabras, sino conocimiento propio. La Sabiduría no puede ser enseñada, sino por ella misma; pero una ciencia basada en el reconocimiento de la verdad, disipa las nubes que impiden a la luz de la verdad entrar en el corazón e incorporarse y manifestarse en el hombre.

III

LAS CINCO CAUSAS DE LAS ENFERMEDADES

Si preguntamos a la ciencia médica moderna cuáles son las causas de las enfermedades, nos contestará probablemente como sigue:

1. La edad. 2. La herencia. 3. El matrimonio mutuo. 4. El sexo. 5. El temperamento. 6. El clima y la localidad. 7. La ciudad o el campo. 8. Las condiciones higiénicas. 9. La ocupación. 10. El aire. 11. Enfermedades precedentes. 12. Las condiciones mentales y morales. 13. Las condiciones físicas exteriores. 14. Los venenos. 15. La temperatura. 16. La dieta. 17. Las enfermedades epidémicas, el contagio, miasmas, parásitos y excrecencias (1).

Nos abstendremos de comentar esta clasificación de las causas de las enfermedades, la cual sólo enumera ciertas condiciones en que pueden originarse las enfermedades, y pasaremos a la clasificación de las causas de las enfermedades, según Paracelso; pero como este asunto ha sido

(1) Richard Quain, "Dictionary of Medicine", 1883.

tratado ya en otra obra sobre las doctrinas de
Paracelso (1), lo que sigue no tiene otro objeto
que el de dar más material al pensamiento.

Dice Paracelso:

*"Todas las enfermedades tienen su principio en algu-
na de las tres substancias* (2), *Sal, Azufre o Mercurio;*
lo cual quiere decir que pueden tener su origen en el
dominio de la materia, en la esfera del alma, o en el
reino del espíritu. Si el cuerpo, el alma y la mente están
en perfecta armonía unos con otros, no existe ninguna
discordancia; pero si se origina una causa de discordia
en uno de estos tres planos, se comunica a los demás".

Antes de proseguir indagaremos la **natura-**
leza de estas *tres substancias:*

Sal ⊖ , Azufre ⚥ , y Mercurio ☿

los que pueden traducirse como Materia, Energía e Inteligencia. No son en verdad tres cosas
esencialmente diferentes, sino tan sólo tres modos de actividad de la misma cosa. Todo es
substancial; cada cosa contiene una fuerza latente o activa y en cada cosa se halla la poten-

---

(1) "Paracelsus". (Londres: Trübner and Co., 1887.)
(2) La palabra substancia se deriva de *sub,* debajo, y *sto,*
estar, y quiere decir el principio que está debajo de la existencia fenomenal. La base de la manifestación del poder. Con
demasiada frecuencia se da a tales términos una interpretación
errónea, y luego se pelea con el espantajo que uno mismo ha
creado.

cialidad de la conciencia, si no se ha manifestado ya en ella. Por consiguiente, todo existe por razón de estas tres "substancias", y si, con el objeto de formarnos alguna idea de su naturaleza, consideramos al mundo como una manifestación de la *electricidad* (la cual debe necesariamente ser substancial, como no podría haber fuerza sin substancia), podemos compararlas como sigue:

 a la resistencia eléctrica.

 a la tensión de la fuerza electromotriz.

 a la intensidad de la corriente.

Nadie considerará estas tres medidas como entidades separadas, las cuales como "substancia, energía e inteligencia", son tan sólo tres aspectos o conceptos de la vida universal una; pero reconocerá que estas distinciones son necesarias para formarse un concepto.

"No se puede conocer nada perfectamente sin conocer su principio. El hombre está colocado en *tres substancias,* en cada una de las cuales tiene un principio; y cada cosa tiene su substancia, su número y medida (los

que constituyen su armonía). En (el estado de) estas
tres substancias tienen su fuente todas las causas, orí-
genes, y también la comprensión de las enfermedades.
Estas tres substancias, *Azufre, Mercurio* y *Sal,* dan a
cada cosa su corporeidad, teniendo cada substancia sus
propias cualidades. Si estas cualidades son buenas (en
armonía las unas con las otras) no habrá enfermedad;
mas si entran en oposición las unas con las otras, la
enfermedad (discordancia) será el resultado". (Paracelso,
"Paramirum", Lib. I., 1, 2 y 3).

Dentro de estos tres reinos pueden originarse
enfermedades de alguna de las siguientes *cinco
causas:*

1.   Del *Ens astrale,* o sea de las condiciones
de lugar en la naturaleza externa.

2.   Del *Ens veneni,* es decir, de venenos e
impurezas.

3.   Del *Ens naturae,* el cual incluye las causas heredadas de los padres.

4.   Del *Ens spirituale,* especialmente las enfermedades causadas por una voluntad maligna
o una imaginación mórbida.

5.   Del *Ens Dei,* al cual pertenecen los males
que provienen del mal *Karma* adquiridos durante esta encarnación o una anterior; en otras
palabras, el resultado de la *Justicia divina.*

Ahora procuraremos definir el significado de
estos cinco principios.

I.—Ens Astrale (1)

Enfermedades que provienen de las influencias externas: sea de la naturaleza física o de causas más profundas, el planeta en el cual vivimos siendo un *astrum* (astro), y teniendo un cuerpo físico y etéreo, una vida, un alma, una mente y un espíritu.

"Los astros en el cielo no forman al hombre. El hombre procede de dos principios: el *Ens seminis* (el esperma masculino) y el *Ens virtutis* (la mónada espiritual reencarnante). Tiene por tanto, dos naturalezas, una corpórea y la otra espiritual, y cada una de ellas requiere su *digestio (matriz* y nutrimento). Así como el útero de la madre es el mundo que rodea al niño, y del cual el feto recibe su nutrimento, así también la naturaleza terrestre, de la cual el cuerpo terrestre del hombre recibe las influencias que actúan en su organismo. El *Ens astrale* es algo que no vemos, pero que nos contiene a nosotros y todo lo que vive y tiene sensación. Es lo que contiene al aire, y de lo cual y en lo cual viven todos los elementos, y lo que simbolizamos como M (Misterium)", ("Paramirum", Lib. I).

Por consiguiente, este *Ens Astrorum* es evidentemente *Akasha,* el que forma la base de todas las cosas materiales en la naturaleza física; y si se conociera la relación íntima entre la naturaleza física del hombre y la naturaleza

(1) "*Ens*" quiere decir principio.

física que le rodea, se comprendería mejor como los estados del éter omnipenetrante, los cambios de temperatura, el calor y el frío, y las
condiciones eléctricas y magnéticas de la naturaleza afectan la naturaleza física del hombre,
obrando internamente por medio de los cambios
correspondientes que produce en su microcosmo, aun cuando está protegido contra la acción
directa de la lluvia, de la tempestad, de la humedad, del frío, del calor, etc., etc. Un cambio
repentino de condiciones en el aire exterior puede afectar a un enfermo encerrado en un cuarto en el cual no es perceptible semejante cambio,
y un día nublado produce un efecto melancólico
aún en un ciego. Hay un sin fin de enfermedades que, por falta de explicación, se atribu-
yen a un "resfrío", etc., mientras que, a la verdad, es la existencia de ciertas condiciones en
el omni-penetrante la que causa semejantes condiciones en el cuerpo del enfermo, así, por ejemplo, los cambios de luna, o la posición de ésta,
o las corrientes magnéticas de la tierra, producen ciertos efectos en determinadas personas,
aunque éstas no sepan nada respecto de estas
leyes, pues es un hecho bien conocido de los
antiguos, pero que la medicina moderna ha perdido de vista casi por completo, que el hombre,
aparte del orden en que están colocados sus
órganos, es esencialmente un duplicado de la

naturaleza, una imagen del mundo en escala
pequeña, un *microcosmo* dentro del macrocosmo. Una presión atmosférica en él; si la naturaleza se regocija en la luz de la primavera,
su corazón se regocija con ella; si la tempestad
se desencadena en el exterior, semejantes tem-
pestades pueden originarse en él, etc., etc. En
verdad, él es tan sólo un laboratorio en que las
fuerzas universales de la naturaleza hacen su
obra. Aquí debemos mencionar también todas
las miasmas e influencias contagiosas, bacte-
rias, microbios, amoebae, bacilos, etc., etc., los
cuales son el orgullo de los descubridores modernos, mas cuyas características, si no las formas de sus cuerpos, eran bien conocidos de Paracelso, quien los describe bajo los nombres de
Talpa, Matena, Tortilleos, Permates, etc. Dice:

"Dios hace existir criaturas vivientes en todos los
elementos, y no hay cosa alguna que no tenga vida. Lo
que se manifiesta en el mundo visible ha tenido su origen en las regiones superiores. Sin esta generación arriba,
no podría manifestarse abajo." (Lib. "Meteorum", I, 4).

Desde el descubrimiento de los bacilos del
cólera, tuberculosis y otros micro-organismos,
que difunden las enfermedades contagiosas,
muchos han opinado que la presencia de estos
microbios era la causa fundamental y única de
tales enfermedades; pero investigaciones aun

más recientes han demostrado que la presencia de estos microbios no constituye toda la causa, pues se les ha introducido en el organismo humano sin riesgo alguno, y también han sido encontrados en personas que se habían restablecido completamente de tales enfermedades. Esto prueba que ha de haber una influencia por la cual llegan a la existencia los microbios, después de esto pueden difundirse y multiplicarse si las condiciones son favorables, y la causa fundamental de tales epidemias no es por tanto la presencia de los microbios, siendo ésta meramente un síntoma, sino las influencias que los traen a la existencia, produciendo *estados* de los cuales parecen demostrar que proceden de causas situadas en un orden más profundo que la naturaleza física visible, si no equivocamos la forma con el "espíritu", del cual la forma es el símbolo.

"La ciencia humana sabe filosofar acerca de las cosas que se hallan al alcance de su observación externa; pero la Sabiduría muestra lo que hay en la *Prima Materia*, el conocimiento de la cual es mucho más grande y más elevado que el de la *Ultima Materia* (el plano físico)". ("Meteorum" I. 4).

Esta "región superior", en la cual se originan tales influencias dañosas produciendo los miasmas y haciendo crecer los microbios, es el *"plano astral"* o alma del mundo, y como los malos estados en el alma del mundo, son causados por los malos estados de la mente humana (1), se comprenden cómo las enfermedades epidémicas, la peste, etc., no menos que las guerras, son los últimos resultados de discordancias y estados espirituales depravados en el alma de la humanidad. La verdad más grande, si se ve por medio de una mente pervertida, aparece cual caricatura y superstición; sólo se puede verla en su propia luz cuando se la comprende debidamente.

El plano astral es el plano de los deseos, emociones y pasiones, esto es, el estado de conciencia en que aquellas influencias (formas de la voluntad universal, se manifiestan como deseos, emociones y pasiones en el organismo animal; y si penetráramos este asunto, entraríamos en el dominio suprasensual, aunque presente sin embargo de los poderes elementales vivientes que pertenecen al alma del mundo. Si abriésemos los ojos a la percepción de los pensamientos, veríamos cómo se efectúa una continua

(1) Porque la mente humana es derivación del *plano* o principio mental del Cosmos y de su misma naturaleza; por razón de la sutilidad de ese principio y además por ser el *noumeno* del *plano astral* (psíquico) lo compenetra y afecta en grado superlativo. De ahí la necesidad de mantener la mente pura, con el fin de evitar estados morbosos en el mundo psíquico y de éste, en el físico.—N. del T,

transmisión de pensamiento entre las mentes individuales, determinando sus acciones o influ-
yendo en ellas, aunque no lo sean, causando no
sólo enfermedades morales, locura, obsesiones y
crímenes en los individuos, sino también epidemias de semejantes males. Hay un vasto campo
de investigación para el psicólogo, no para aquella especie de "psicólogo" que se imagina que en
todos los casos de locura es una perturbación
de las funciones del cerebro por causas físicas,
sino para el que puede realizar que las funciones
del cerebro pueden ser perturbadas por la acción
desordenada de la mente; pues aunque en muchos casos de enfermedad cerebral, es tan difícil
decidir si existió primero la enfermedad de la
mente o la del cerebro, como lo sería el respon-
der a la pregunta de ¿qué existió primero, la
gallina o el huevo? Sin embargo, una lesión de
los tejidos del cerebro no tiene lugar sin causa,
y esta causa en la mayor parte de los casos, procede de la esfera de las emociones y pensamientos.

Sin mente no puede haber enfermedad mental. Si la mente es algo (aun cuando fuese, según
se lo imaginan algunos, el producto de la función fisiológica del cerebro), preciso es que sea
algo substancial, y siendo algo substancial puede producir efectos substanciales; además, sus
acciones revelan cierto orden y armonía que

prueban que la mente tiene su organización.
Si se perturban este orden y esta armonía, la
discordia, la enfermedad y la locura serán el
resultado. Sin la presencia de la mente, nada
existiría; sin la conciencia en el Todo, ningún
cerebro podría manifestar conciencia alguna, y
esto es lo que Paracelso da a entender cuando
dice:

"Todo lo que existe en esta tierra, existe también en
el *firmamento* (espacio). Dios no hace ropa para los
hombres, pero les dá un sastre. (Las formas no se producen accidentalmente, sino que son el último resultado de la acción del poder constructivo de la naturaleza).
La esencia de las cosas está oculta en el espacio; existe
invisiblemente en el *firmamento,* y se imprime en las
substancias materiales y entonces se vuelve visible
entrando en nuestra esfera de percepción" ("Meteorum", I, 4).

Así tenemos en el *Ens Astrale* un campo en
que existen las causas de numerosas especies de
enfermedades, la comprensión perfecta de las
cuales requiere una penetración más profunda
en los secretos de la naturaleza y un concepto
más elevado de lo que ofrecen las ciencias naturales de nuestra época.

II.—Ens Veneni

Las enfermedades que provienen de las acciones e impurezas venenosas en todos los planos de existencia.

Nada es venenoso e impuro en sí mismo; sólo cuando están en contacto dos cosas cuyas naturalezas son incompatibles la una con la otra, puede tener lugar una acción venenosa o producirse una condición impura.

"Cada cosa en sí misma es perfecta y buena. Sólo cuando entra en relación con otra cosa se producen el bien y el mal relativos. Si entra en la constitución del hombre una cosa que no está en armonía con sus elementos, la una es para la otra una impureza y puede llegar a ser un veneno". ("Paramirum", II, 1).

No hay duda que la química, fisiología y patología modernas enseñan más que la ciencia antigua respecto a la constitución química, la acción fisiológica de los venenos y los efectos patológicos que producen en el cuerpo animal; pero el explicar el orden en que se efectúa un proceso no basta para explicar el por qué tiene lugar, y todavía queda un vasto campo abierto a la investigación, porque ahora sólo podemos notar el hecho de que ciertas substancias físicas tienen en el cuerpo humano una acción destructiva, mientras que las mismas substancias con una ligera diferencia en el arreglo de sus moléculas no sólo no son dañosas, sino que sirven aún de alimento (1); que ciertas substancias tienen una acción específica sobre la naturaleza emocional del hombre, produciendo una inclinación a ciertos estados de su constitución astral, tales como la irritabilidad, la cólera, la codicia, etc., la cual no podrían tener sino contuviesen elementos correspondientes, mientras que otras tienen una acción específica sobre la mente, tal como la decadencia de la memoria, la parálisis de la voluntad, la excitación de la imaginación, todo lo cual no podrían producir si no existiese en ellas algún principio mental substancial.

Para la ciencia material, el universo es un producto de la fuerza mecánica creada por la materia inconsciente; para el idealista es un sueño que no tiene en sí nada real; pero visto

---

(1) Es casi ocioso dar ejemplos, como v. g., el que ofrece la estrignina, compuesta de C_{21} H_{22} N_2 O_2, la cual es una substancia sumamente venenosa; mientras que los mismos elementos combinados en una proporción diferente se hallan como gluten en nuestros alimentos. Si aceptamos la teoría de la vibración, la cual parece ser un resultado necesario del hecho de que el universo es la substancia en movimiento, se hallará fácilmente la causa de tales secretos en las discordancias que existen entre las vibraciones que constituyen a estas substancias. Esta teoría de la armonía explica también porqué ciertas substancias químicas se combinan con otras en ciertas proporciones.

con el ojo de la sabiduría, es una manifestación de vida, con la potencialidad de la conciencia contenida en todas las cosas. El amor y el odio existen en los minerales lo mismo que en los hombres, sólo en otro estado de conciencia. Podríase escribir una tragedia o comedia respecto de la historia de la familia de los minerales describiendo, por ejemplo, cómo la hermosa princesa Sodio se enamoró de un fogoso joven llamado Oxígeno, y se casó con él; mas la feliz unión duró hasta que un día un caballero celoso, llamado Glorino, se enamoró de ella, y, aunque él mismo estaba casado con una mujer ligera llamada Hidrogenia, se llevó a la princesa, y no quedó al pobre Oxígeno otro recurso que tomar la mujer abandonada y con ella convertirse en agua. Semejante historia difiere de una parecida en la vida humana, tan sólo en que los personajes de ésta siguen inteligente y conscientemente ciertas leyes que imperan sin inteligencia individual en el reino mineral. No hay más que una Conciencia y una ley de Armonía en el mundo, y conforme a ella surgen consonancias y disonancias en los tres reinos de la naturaleza.

La influencia de la luz de la verdad es un veneno para los conceptos erróneos que existen en la mente, y los pensamientos terrenos son impurezas para la mente que aspira al reino del cielo. Los malos deseos crean los malos pensa-

mientos y dan origen a las malas acciones; los
buenos deseos procrean sus especies, dando origen a buenos pensamientos y aspiraciones, de
los cuales nacen buenos hijos. La suma de los
deseos individuales del hombre constituye la at-
mósfera mental que rodea al mundo en general,
y a cada localidad en particular; y el estado de
la mente finalmente se expresa en el plano exterior de manifestación. No es más difícil envenenar una mente con pensamientos impuros que
envenenar un cuerpo con drogas. Impuro es
aquel que tiene muchos deseos diferentes; pura
es la mente que no tiene más que una voluntad.

La medicina popular se ocupa únicamente con
los efectos externos y las causas físicas; la ciencia oculta va más lejos y busca las causas fundamentales y los efectos finales, los que son muchísimo más importantes que las manifestaciones que tienen lugar en la forma física. Por
ejemplo, un trato sexual ilícito no sólo ocasiona
enfermedades venéreas, sino que, como durante
el acto se efectúa hasta cierto punto una unión
de las naturalezas interiores, un hombre que
cohabita con una mujer depravada toma algunas características de ella y une hasta cierto
grado el futuro *Karma* y destino de esta mujer
al suyo. La base de la existencia de los seres
humanos es aquello que, por falta de expresión
más adecuada, ha sido llamado la *Voluntad* (Es-

píritu o Vida), y así como un cuerpo puede dar
colorido a otro o envenenarlo, de igual modo se
efectúa una coloración o quizá un envenena-
miento por una mezcla de los espíritus durante
el trato sexual, siendo esta "substancia espiritual" la esencia de cada ser humano.

"Si una mujer deja a su marido, no se halla entonces
libre de él, ni él de ella, pues una unión marital una vez
establecida, permanece para toda la eternidad". ("De
Homunculis").

Lo que nutre a una cosa contribuye a la for-
mación de su substancia. El cuerpo físico recibe su nutrimiento del plano físico; el alma es
nutrida por las influencias que proceden del alma del mundo; el intelecto se nutre, crece y se
ensancha en el plano intelectual. Un cuerpo mal
nutrido se enferma; un alma que se sustenta
con deseos mórbidos y anhelos desordenados se
deprava; una mente alimentada con teorías falsas, errores y supersticiones, se empequeñece,
se pervierte y se vuelve incapaz de mirar al sol
de la verdad. El alimento del alma y de la mente
es tan substancial para ellos, como lo es el alimento material para el cuerpo material, el cuerpo, alma y espíritu, siendo tres estados del eterno *Uno* manifestado en tres planos de existencia diferentes, y siendo gobernados por una ley

fundamental única. Lo que el estómago es para
el cuerpo, la memoria lo es para la mente. Ambos
están relacionados: un estómago dispéptico es
causa de una memoria defectuosa y de un genio
irritable; una índole irritable es causa de indi-
gestión y olvido; el olvido puede producir la
desatención, la irritabilidad y la dispepsia. El
alma, el cuerpo y la mente son uno en el hombre,
y las enfermedades que existen en el uno, pueden causar impurezas en los otros; cada pasión
en el hombre, cada superstición en la que cree
firmemente, es capaz de envenenar su cuerpo y
producir cierta enfermedad. La creencia en la
salvación facilitada hace al hombre indolente,
la indolencia produce la falta de dominio de sí
mismo, la cual es causa de la falta de resistencia a las influencias dañosas en el plano físico.
Repetidas calamidades físicas pueden hacer a
un hombre cobarde, y su cobardía le impide
abandonar una doctrina que por intuición sabe
que es falsa. La cólera es dañosa no sólo a la
salud del cuerpo, sino que destierra a la razón
perturbando la mente; la ira no sólo causa la
miopía mental, sino también la física, y con frecuencia un oído defectuoso es la causa de un
carácter receloso.

De esta manera se pueden hacer innumerables
comparaciones y encontrar analogías, y podríamos citar casos para probar la exactitud de esta

teoría, si nos lo permitiese el espacio, y si fuese necesario probar por argumentos y hechos la verdad de la unidad del todo, la cual ha de ser evidente para todo aquel que se tome la molestia de buscar en sí mismo la respuesta a semejantes preguntas.

Empero lo superior no puede obrar sobre lo inferior sin un eslabón intermedio que los una; el espíritu no puede obrar sobre el cuerpo sin el eslabón conexivo del alma, ni el alma sobre el cuerpo, sino por medio de la vida. No podemos preparar por medio del amor un plato de sopa para un mendigo que perece de hambre; pero el amor mueve la voluntad y ocasiona acciones que la mente dirige, y así puede cocerse la sopa después de todo, gracias al poder del amor o caridad. La mayor dificultad para comprender las leyes ocultas, proviene del hecho de no poder percibir las causas remotas, ni tratar de enlazarlas con los efectos últimos, sin la capacidad de ver a través de la red intrincada de causas intermedias entre las dos extremidades.

III.—ENS NATURAE

Enfermedades que tienen su origen en ciertas condiciones inherentes a la constitución del hombre.

El hombre es bajo todos conceptos el hijo de la naturaleza. No hay en su constitución una sola esencia que no exista en la naturaleza, ni se puede hallar en la naturaleza substancia o poder alguno que no exista en él, actual o potencialmente, no desarrollado o desarrollado.

"Hay muchos que dicen que el hombre es un *microcosmo,* pero pocos comprenden lo que esto significa. Así como el mundo mismo es un organismo con todas sus constelaciones, así es el hombre una constelación (organismo), un mundo por sí mismo; y como el *firmamento* (espacio) del mundo no es gobernado por criatura alguna, así también el firmamento que está en el hombre (su mente) no está sujeto a ninguna otra criatura. Este firmamento (esfera mental) en el hombre tiene sus planetas y estrellas (estados mentales), sus elevaciones, conjunciones y oposiciones (estados de sentimientos, pensamientos, emociones, ideas, amores y odios), llámeseles como se quiera, y como todos los cuerpos celestiales en el espacio están unidos los unos con los otros por eslabones invisibles, así los órganos en el hombre no son enteramente independientes los unos de los otros, sino que dependen unos de otros hasta cierto grado. Su corazón es su ⊙, su cerebro su ☾, el bazo su ♄, el hígado ♃, los pulmones ☿, y los riñones ♀ ". ("Paramirum", III, 4).

El hombre tiene dos naturalezas. Su organismo físico es un producto de la naturaleza que ha recibido de sus padres terrestres; su organización mental es el resultado de una especie de evolución superior y por completo diferente. Su naturaleza terrestre incluye no sólo su organismo visible, sino también la organización de su forma astral y su constitución mental.

"Hay dos especies de carne. La carne de *Adán* (el cuerpo físico) es la carne terrestre grosera; la carne que *se deriva de Adán* es de una especie sutil. No está hecha de materia grosera, y penetra por todas las paredes sin necesidad de puertas o agujeros. Sin embargo ambas especies de carne tienen su sangre y sus huesos, y ambas defieren también del espíritu". (Paracelso "De Nymphis").

Teniendo en sí mismo el hombre las mismas esencias y poderes que hay en la naturaleza, y no habiendo más que una sola ley universal de evolución, se efectúa en él un desarrollo semejante al desarrollo en la naturaleza externa e interna, si no idéntico con él. Las consonancias y disonancias en su naturaleza pueden crecer y dilatarse en armonías o discordancias y constituyen al hombre en una sinfonía o cacofonía, dando color a todo su sér y transmitiendo esto a su progenie. Una semilla de trigo y una de cebada se parecen una a otra y sin embargo aquélla produce trigo y ésta, cebada. *El ovum,* de un sér humano no muestra ninguna diferencia esencial del de un mono; sin embargo del uno procede un sér humano y del otro, un mono. La naturaleza del hombre está perfectamente expresada en cada parte de su organismo, y en el esperma del padre se halla no sólo la cualidad de tal o cual parte de su naturaleza, sino también la potencialidad del todo (1).

La cualidad de la constitución de un hombre determina la duración de su vida natural.

"Al nacer un niño, nace con él su *firmamento* (cuerpo astral y mente, etc.), conteniendo los siete principios, cada uno de los cuales tiene sus propias potencias y cualidades. Lo que se llama *"predestinación"* no es sino la cualidad de los poderes en el hombre. La debilidad o fuerza de su constitución determina si su vida ha de ser corta o larga, conforme a las leyes naturales; los planetas en él siguen su curso, sea que tenga larga o corta vida, solo que en un caso es mayor la duración del curso de sus planetas, y en el otro es menor. La cualidad de la constitución que recibe un hombre al nacer, determina

(1) En el reconocimiento de la ley se halla la clave para comprender la quiromancia, la frenología, la fisionomía, la psicometría, etc., y el valor de las mismas en la práctica de la medicina; pues aunque la forma física, debido a las condiciones físicas externas, no sea una imagen exacta de la naturaleza interna del hombre, sin embargo, el carácter de la mente está hasta cierto grado visiblemente impreso en cada parte del cuerpo, y siendo un todo y una unidad, todo ese carácter puede leerse en cada una de las partes del cuerpo, si sabemos leerlo, del mismo modo que un botánico puede descubrir el carácter de un árbol examinando una de sus hojas, pues reconoce desde luego a qué clase de árboles pertenece.

la duración de su vida, de la misma manera que la
cantidad de agua en una clepsidra determina el tiempo
que ha de ir cayendo gota a gota". ("Paramirum", L. I.,
Tr. III., C. 5).

El *Ens Naturae* tiene referencia, por tanto, a
aquellos principios en la constitución del hombre
que son el resultado de la cualidad de su cuerpo,
alma y mente, tales como los ha recibido de la
naturaleza, e incluye a todas las enfermedades
físicas heredadas, cualidades de temperamento
y peculiaridades mentales, pues la parte terrena
de la mente *(Kama Manas)* pertenece a la naturaleza terrestre y se heredan sus tendencias;
mientras que la parte espiritual de la mente
(Manas Buddhi) no se hereda de los padres,
sino que pertenece al hombre espiritual, cuyo
padre existe en la eternidad (1).

Esta clase incluye a todas las enfermedades
internas que provienen de los desconciertos que
surgen en la acción recíproca de las funciones
fisiológicas de los órganos del cuerpo, o en la
acción recíproca entre estas funciones y las del
alma (las emociones) y de la mente (pensamientos).

(1) "El carácter de un hombre y sus talentos, aptitudes,
habilidad, etc., no le son dados por la naturaleza (terrestre).
Su espíritu no es un producto de la naturaleza, sino que
viene del reino incorpóreo. No debiérais decir que recibe estas
cosas de la naturaleza; nunca lo dicen los sabios." ("Paramirum", L. I., Tr., III., O. 2.)

Este sistema de Paracelso incluye todo el dominio de la fisiología y patología modernas; pero penetra más profundamente, pues investiga las funciones del alma y de la mente, y sigue el desarrollo de un deseo o pensamiento malo hasta encontrar finalmente su expresión en una manifestación exterior de estados patológicos visibles. No es posible aquí entrar en los detalles de este campo de la patología.

No hay el menor indicio de que se conozcan ahora mejor que en el tiempo de Paracelso las simpatías o antipatías, o sea las relaciones fisiológicas que existen entre los diferentes órganos del cuerpo humano; antes bien él habla de las corrientes del principio vital que existen entre estos órganos, mientras que la anatomía moderna habla tan sólo de nervios, los que son respecto del "flúido vital" lo que son los alambres eléctricos respecto de la electricidad.

"El corazón envía su espíritu (poder de voluntad) por todo el cuerpo, así como el sol envía su poder a todos los planetas y tierras; la (la inteligencia del cerebro) va al corazón y vuelve al cerebro. El fuego (calor) tiene su origen en la actividad (química) de los órganos (los pulmones), pero penetra todo el cuerpo. El *liquor vitae* (esencia vital) está universalmente distribuído y se mueve (circula) en el cuerpo. Este "humor" contiene

muchos poderes diferentes, y produce en él "metales"
(virtudes o vicios) de varias especies". ("Paramirum",
L. I., Tr. 3).

Tocante a este asunto dice la ciencia médica
moderna:

"No existe respecto a este asunto una base extensa de
conocimientos positivos. Ahora solo empieza a formarse
la fisiología de los diferentes departamentos del sistema
simpático nervioso, mientras que en lo que concierne
a la patología y la anatomía mórbida, los conocimientos
son todavía menos definidos. Así sucede que, por lo
común, se aceptan, o puede decirse que existen solamente conjeturas, a menudo sin base firme, respecto de
la dependencia de series definidas de síntomas o enfermedades distintas, de acciones desordenadas o cambios
morbosos que ocurren en una u otra parte del sistema
simpático nervioso". ("H. Charlton Bastián").

Tanto la ciencia antigua como la moderna
tienen razón en su dominio respectivo, pero
mientras que la ciencia moderna dirige toda su
atención a las formas (órganos, nervios, etcétera.), las que son tan sólo los productos de ciertos principios y poderes y los instrumentos de
su actividad, la ciencia antigua se ocupa con
estos mismos poderes, tomando solamente en
consideración secundaria los instrumentos visibles en y por medio de los cuales se manifiestan.
La ciencia moderna estudia, por decirlo así, los
movimientos musculares de un músico, la cien-

cia oculta conoce el arte musical mismo. La ciencia material es el criado que mezcla los colores para el pintor; el médico verdadero es el artista que sabe pintar. El uno estudia las herramientas de que se sirve el obrero; el otro ve al obrero mismo. No se hacen estas comparaciones con el objeto de desacreditar a la ciencia médica moderna, ni con el propósito de censurar a cualquier médico moderno porque no emplea poderes que no posee, sino para indicar que el conocimiento de los fenómenos físicos y de las formas visibles, no es el límite de todo saber asequible y que existe una clase de conocimiento más elevado y más importante, basado en una percepción superior, la cual se alcanza sólo por medio del desarrollo del carácter espiritual del hombre. Esto no es posible, sino cuando el hombre ha vencido su presunción y su vanidad, y cuando, al elevarse más, realiza la nada de la ilusión terrestre del "yo".

IV.—Ens Spirituale

Enfermedades que provienen de causas espirituales

"Espíritu"—de *spiro,* soplar—quiere decir aliento. "Aliento" significa un poder totalmente distinto de la fuerza mecánica, por tener conciencia, vida e inteligencia. En su aspecto como poder universal, quiere decir el aliento de Dios que hizo pasar al universo de un estado subjetivo a una existencia objetiva, en su aspecto individual es el poder espiritual que mora en el hombre (1).

El espíritu es Conciencia en todos los planos o estados de existencia; pero no se sigue de esto que todas las fuerzas en que mora, manifiesten necesariamente autoconciencia o sean siquiera conscientes de su existencia. Para que se manifieste la perfecta autoconciencia espiritual, se necesita un organismo espiritual tal como no lo posee el hombre ordinario, a menos que haya renacido en espíritu. En las formas del reino mineral, la presencia del espíritu es perceptible por las manifestaciones de la vida mineral; en el reino vegetal por las manifestaciones de la vida vegetal, y en el reino animal, por las de la vida animal, pues el espíritu es la base de la vida en el mundo físico, astral, intelectual y espiritual; y como el espíritu del universo es el aliento espiritual de Dios, el cual procede del centro y a él vuelve, así es el espíritu del hombre el poder espiritual que entra en su constitución y vuelve a salir a la muerte del cuerpo.

(1) "Y el polvo torne al polvo como antes era, y el espíritu se vuelva a Dios que lo dió." ("Eclesiastés", XII, 7.)

"Espíritu es aquello que nace de nuestros pensamientos, inmaterial y en el cuerpo vivo. Aquello que nace después de nuestra muerte es el alma". ("Paramirum", L. I., C. IV., 2).
"El espíritu no nace del raciocinio, sino de la voluntad". (Ibid. 3).

En otras palabras, el "espíritu" es una forma de *Voluntad* dotada de pensamiento; un poder espiritual ni bueno ni malo por sí mismo, pero que se vuelve bueno o malo conforme al objeto para el cual se emplea. Sus funciones son el querer, el imaginar y el recordar.

Muchísimo se ha escrito acerca del poder de la voluntad y de la imaginación en la Naturaleza, por medio de las cuales los tipos que existen en la memoria de la mente universal vuelven a expresarse continuamente en formas físicas visibles (1); aquí tenemos que ocuparnos tan sólo con las cualidades de estas tres funciones, y los efectos que producen en el cuerpo del hombre.

En las tres secciones precedentes de este capítulo hemos considerado las causas de las enfermedades que se originan en la parte terrestre de la constitución humana; ésta y la siguiente tratan de su parte espiritual.

(1) Véase "Magia Blanca y Negra", "Paracelso", "Boehme", etc.

"Hay dos sujetos en el hombre; el uno es un ser material, el otro un ser espiritual (cuerpo mental), impalpable, invisible, sujeto a sus propias enfermedades (discordancias); el uno pertenece al mundo material, el otro al mundo espiritual, teniendo cada uno sus propios estados de conciencia, percepción y memoria, sus propias asociaciones con seres de su especie. Sin embargo, los dos son uno durante esta vida, y el espíritu influye en el cuerpo, mas no el cuerpo en el espíritu. Por consiguiente, si el espíritu está enfermo, es inútil medicar el cuerpo; pero si el cuerpo está enfermo, puede curarse dando remedios al espíritu". *(Lib.* "Paramir"., I., IV., 4 y 7).

Esta parte espiritual, o cuerpo mental del hombre, es el vehículo del espíritu reencarnante, cuando la individualidad espiritual evoluciona una nueva personalidad en la tierra. Para comprender lo que se dice en la sección siguiente de este capítulo, será preciso entender la teoría de la *Reencarnación,* de la cual sólo podemos dar un bosquejo dentro de los límites de esta obra. H. P. B. dice que aquello que reencarna es:

"El Ego Espiritual reflexivo, el principio permanente en el hombre, o aquello que es el centro de Manas. El hombre individual o divino no es Atma, ni tampoco Atma-Buddhi, sino Manas, porque Atman es el Todo Universal, y se convierte en el Yo Supremo del hombre sólo en conjunción con Buddhi, su vehículo, que LO une a la individualidad (u hombre divino)" (1).

(1) "Clave de la Teosofía", pág. 101.

La resurrección del cuerpo físico es una superstición moderna en la cual no creyó jamás ninguno de los filósofos antiguos o verdaderos cristianos (1).

Voluntad

"Voluntad" se deriva de *volo*, quiero, deseo; pero es por completo distinta de aquel deseo egoísta que resulta de las fantasías del cerebro. La verdadera voluntad es un poder fuerte que viene del centro (el corazón); en su aspecto superior es aquel poder creativo que dió existencia al mundo. Todas las acciones voluntarias e involuntarias en la naturaleza y en el organismo del hombre tienen su origen en la acción de la voluntad, sea que tengamos conciencia de ello o no.

"No sabéis una jota del poder verdadero de la voluntad". (*Paracelsus*, "Paramir"., I., IV., 8).

(1) "Hay en el hombre un organismo que *no* está colocado dentro de las tres *substancias;* un cuerpo que (al contrario del material) no procede del *Limbus* (materia), sino que tiene su origen en el aliento de Dios. No es un cuerpo que llega a la existencia después de la muerte, para resucitar en el día de juicio, pues siendo el cuerpo físico una nada (es decir, ilusorio), no puede resucitar después de la muerte, ni tendremos que dar cuenta de nuestra salud o enfermedad física sino que seremos juzgados conforme a las cosas que habrán procedido de nuestra voluntad. Este cuerpo espiritual en el hombre es la carne que procede del aliento de Dios. Hay dos cuerpos, pero tan sólo una carne." ("Paramir". Lib. II., 8.)

En el plano físico la voluntad funciona, por decirlo así, inconscientemente, llevando a cabo ciegamente las leyes de la naturaleza, causando atracciones, repulsiones, guiando las funciones mecánicas, químicas y fisiológicas del cuerpo sin que la inteligencia del hombre tome parte en este proceso. El hombre mismo es una manifestación de voluntad, y la voluntad (espíritu) en él puede hacer muchas cosas sin depender de la actividad intelectual del cerebro; todo lo cual la fisiología moderna deja sin explicación, aunque no puede negar los hechos. Por ejemplo, un pianista hábil no necesita determinar primero qué movimiento debe imprimir a los músculos de sus dedos antes de tocar una tecla; sino que lo hace por instinto después de que su espíritu ha sido educado para ello. El arte del funámbulo, las suertes y ejercicios gimnásticos de todas clases son el producto de una voluntad educada, y sin ella serían imposibles. El intelecto puede vigilarlos, mas no guiarlos. Su esfera de acción se limita a la del cuerpo en que mora.

En su aspecto superior la voluntad es un poder consciente, que se manifiesta como emociones, virtudes y vicios de varias clases. Su esfera de acción se extiende hasta la esfera de la influencia de la mente individual. Es así que la voluntad de un superior ejerce una influencia sobre la de sus inferiores, un preceptor sobre sus discípulos, un general sobre su ejército, un sabio sobre el mundo.

En su aspecto supremo, la voluntad se manifiesta como un poder auto-consciente, capaz de obrar mucho más allá de los límites de la forma corpórea, de la cual procede, constituyendo, por decirlo así, un ser espiritual organizado e independiente que funciona bajo la dirección de la inteligencia de la persona de la cual procede. Por extraña que parezca esta aserción, es cierta sin embargo, y los fenómenos del "hipnotismo" ahora reconocidos, han dado la clave para comprender tales fenómenos (1). Una investigación en este asunto nos llevaría al dominio de la magia, espiritismo, brujería, hechicería, etc., etc., lo cual no forma parte de nuestro presente objeto, y de lo cual se ha tratado ya en otra obra (2).

Así como una voluntad mala es la causa de muchas enfermedades, así también una voluntad buena es un gran remedio para curarlas.

---

(1) Toda persona que desee enterarse de estos asuntos, puede hacerlo por medio de la literatura del espiritismo, la hechicería de la Edad Media, las "Vidas de los Santos", etcétera, etc. Podríase llenar volúmenes con semejantes relaciones, pero los fenómenos son prueba sólo para aquel que los experimenta. El que no tiene experiencia acerca de una cosa, puede siempre negar su existencia; y es siempre mucho más fácil llamarla "superstición" que llegar a comprenderla estudiando las leyes secretas.

(2) Véase "The Law of Psychic Phenomena", por *Thomas Jay Hudson*.

Mientras que dos necios que se hipnotizan uno
a otro producen una mezcla de locura, el poder
mágico de la buena voluntad auto-consciente de
un médico ilustrado puede despertar la confianza y devolver la salud en muchos casos en que
no sirven de nada todos los remedios de la far-
macopea; por consiguiente, el cultivo de este
poder es de suma importancia, más aún que el
conocimiento de todos los detalles respecto a la
acción de las drogas. La ciencia y la sabiduría
deberían cultivarse juntas, mas no aquélla a
expensas de ésta.

Imaginación

"Imaginación" quiere decir el poder de la
mente para formar *imágenes;* desde las imágenes quiméricas de un sueño hasta las imágenes
vivas y corpóreas formadas por el poder de un
Adepto. Esta facultad que era bien conocida de
los sabios antiguos que la poseían, se halla casi
por completo desconocida de la ciencia médica
popular, la cual, a pesar de sus descubrimientos
recientes de lo que se llama ahora "sugestión",
no parece todavía sospechar la extensión de su
poder. No se puede enseñar el uso de este poder
a los que no lo poseen, y hay muy pocos que lo
tienen desarrollado; pues nuestra generación

actual es de una especie esencialmente *adámica* (terrestre) e impotente; llevando una vida de ensueños y hallándose compuesta de ensueños, su imaginación es tan débil como un sueño. El verdadero poder de imaginación activa y efectiva pertenece al hombre interno espiritual, el que en la mayor parte de la humanidad, no ha despertado aún a la vida. Sólo cuando los hombres y las mujeres hayan entrado en la vida verdadera—o en otras palabras, cuando se haya vuelto consciente el espíritu que mora en ellos —podrán tener y emplear los poderes espirituales, como los que constituían los *Arcana* de Teofrasto Paracelso, sobre los cuales se ha especulado tanto en la literatura moderna, aunque sin saber gran cosa acerca de ellos—piedra de tropiezo y manantial abundante de error para tantos de nuestros observadores modernos de *superficies* (1).

No censuramos la ciencia médica popular por

---

(1) "Arcano" quiere decir misterio. La clave de un misterio es la comprensión del mismo. Los arcanos de Paracelso no eran, como lo han asegurado ciertas "autoridades" médicas de patente cuya composición mantuvo secreta, sino que era su conocimiento de los medios de efectuar una curación. Dice: "Si hay un cálculo en la vegija, el *arcanum* es el cuchillo (para hacer la litotomía), en la manía (aguda) la flebotomía es el arcano. Un arcano es el entrar en un nuevo estado, el dar nacimiento a una cosa nueva". ("Paramir", Lib. I. 5. II. 2). Cada plano de existencia tiene sus propios misterios y remedios arcanos.

no saber lo que no sabe, pero creemos que no
se debería fomentar la presunción de los que
figuran temporalmente como los representantes
de la ciencia, y que dogmáticamente declaran
inútil y absurdo todo lo que no poseen. No hace
tanto tiempo que la ciencia aceptada se burló
de la redondez de la tierra y declaró oficialmente
que no podían caer meteoros del cielo "porque
no había piedras en el cielo"; censuró de superstición degradante la creencia en los fenómenos
psíquicos, y ridiculizó la idea de construir bar-
cos de vapor y telégrafos, etc. Estos errores no
provienen de la ciencia, sino de la ignorancia
y presunción estúpidas; son el resultado de las
flaquezas humanas, las cuales existen ahora lo
mismo que en los tiempos antiguos, y no se pueden curar, sino por medio del desarrollo de un
poder superior para conocer la verdad.

Memoria

El tercer gran poder del espíritu que se manifiesta en la mente, es el poder de la memoria,
o sea el poder que tiene el espíritu del hombre
para visitar dentro de la esfera de su mente
aquellos lugares en que se conservan las impresiones de las experiencias pasadas, y así volver
a tratarlas al campo de la conciencia. Cualquie-

ra que sea la función que desempeñe el cerebro
físico al servirse de esta facultad del espíritu,
(el cerebro no es más a la memoria que el ojo
a la vista) es simplemente un instrumento para
la percepción, mas no el que percibe, ni el objeto de la percepción, ni la percepción misma.
Recordar una cosa es ver su impresión o imagen en la *luz astral;* recapacitar una cosa es
fijar la atención en el lugar en que se conserva
la impresión de la mente, y la facultad por la
cual se puede hacer esto, es la relación que existe entre el Criador y sus criaturas. Habiendo
formado el hombre un pensamiento o idea, o
percibido una imagen, puede traerla a la memoria, porque la impresión es creación suya—habiendo procedido de él; es una parte de su
mundo.

Depende del grado de poder espiritual de percepción en el hombre el que pueda ver clara y
vívidamente estas imágenes en la luz astral, o
que le aparezcan obscuras, inciertas e indistin-
tas; pero en la inmensa mayoría de los hombres
y mujeres de la generación actual, este poder
de percepción no penetra ni se eleva más allá
de la Luz Astral, mientras que el hombre
espiritual pueda hacerlo y contemplar no sólo
los recuerdos de su encarnación actual, sino
también los de sus estados de existencia anteriores.

La Voluntad, la Imaginación y la Memoria son la causa de muchas enfermedades y éstas pueden producirse abusando uno de dichas facultades, o ejercitándolas sobre otro. Cualquiera especie de pensamiento, sea malvado o virtuoso, si adquiere fuerza y substancia por el consentimiento de la voluntad, nace en el mundo interior como ser elemental, el que crece con cultivarse, de suerte que llega finalmente a causar obsesión a su propio padre y producir efectos visibles sobre el cuerpo físico. La imaginación de los animales produce cambios en el color de su prole; la imaginación de una madre puede producir marcas en el niño; el traer a la memoria los acontecimientos funestos conservando constantemente semejantes recuerdos en la mente, produce la melancolía, el mal genio, y el desaliento, la cólera, la codicia, la concupiscencia, la avaricia, etc. Todas las formas del mal producen no sólo estados morbosos de la mente, sino también ciertos cambios definidos en el cuerpo físico, todos los cuales ofrecen un vasto campo para la ciencia psicológica del porvenir. No es posible aquí tratar de exponer semejante ciencia mental, pero existe ya sobre este asunto una vasta literatura que la ciencia desatiende.

V.—Ens Dei

Enfermedades que tienen su origen en la eterna Retribución

Es imposible definir la palabra "Deus", Dios, porque se refiere a un estado superior a la concepción de la mente limitada. Eckhart dice: "Un dios al cual pudiera yo concebir, no sería un dios, sino una criatura limitada." Por tanto, sólo podemos decir que Dios es la voluntad universal en su aspecto superior como amor divino, el cual es la ley suprema y la vida de todas las cosas. Una consecuencia necesaria de la acción de la ley divina es la justicia divina, porque sería imposible imaginar cómo algún ser pudiera ser favorecido sin hacer injusticia a otro, privando así a la ley de amor divino universal de su unidad e igualdad. Esta divina ley de justicia, según la cual toda causa creada por un ser racional vuelve con sus efectos a su creador, se llama en el Oriente la ley de *Karma,* y puede traducirse como la ley de Eterna Retribución. Dice H. P. Blavatsky:

"Karma es la ley infalible que ajusta el efecto a la causa, en los planos físicos, mentales y espirituales del

ser. Así como ninguna causa deja de producir su efecto
debido, desde la más grande hasta la más pequeña,
desde la perturbación cósmica hasta el movimiento de
nuestras manos, y del mismo modo que lo semejante
produce lo semejante, así también Karma es aquella
ley invisible y desconocida que ajusta sabia, inteligente
y equitativamente cada efecto a su causa, haciendo re-
montar ésta hasta su productor" (1).

Esta ley de *Karma* es lo que se llama vulgar-
mente la Voluntad de Dios, lo cual quiere decir
la acción de la justicia divina en todo el universo.
No sólo es la causa de los males sociales, distinciones de clases en la sociedad, de la distribu-
ción desigual de las riquezas y las comodidades,
de la buena y de la mala suerte, sino también
de los defectos de carácter, de las irregularida-
des mentales y enfermedades físicas.

A la verdad, todas las enfermedades son efectos de la ley de *Karma,* los efectos de causas
que se basan todas en una sola Ley universal;
pero esto no se ha de entender en el sentido de
"fatalidad", o como si nada pudiera hacerse
para remediar semejantes efectos, pues *Karma*
es también la fuente del bien; y si el enfermo
encuentra a un médico capaz de curarle, esto
prueba que era su *Karma* hallarle y ser curado
por él.

(1)   Clave de la Teosofía, pág. 168.

"Toda salud y toda enfermedad procede de Dios, el cual suministra también el remedio. Cada enfermedad es un purgatorio, y ningún médico puede efectuar una curación hasta que termine el tiempo de ese purgatorio. Los médicos ignorantes son los diablos de ese purgatorio; pero un médico sabio es un ángel redentor y siervo de Dios. El médico es un siervo de la naturaleza, y Dios es su señor. Por tanto, ningún médico efectúa jamás una curación a menos que sea la voluntad de Dios que cura al enfermo por medio de él". ("Paramir.", I. C. iv., 2 y 7).

El conocer la teoría de una cosa es una ciencia; el saber usarla con éxito es un arte (1). Era opinión de los filósofos antiguos, y también será opinión del médico del porvenir, que la Medicina no es simplemente una ciencia, sino

---

(1) La causa de cierta enfermedad puede existir no sólo en una de estas cinco clases, sino en más. Por ejemplo, una hemorragia del útero puede ser causada por agitación mental junto con un estado de debilidad en los tejidos de este órgano; la locura puede ser producida por circunstancias mentales, morales o físicas; la ceguedad puede ser el resultado de causas físicas o de agitación mental; y un defecto corporal el resultado del Karma antenatal o de causas físicas. En la maquinaria de la naturaleza todas las ruedas están unidas por un cadena común. Por tanto, no sólo una de estas causas, sino todas deberían conocerse y tomarse en consideración porque cada uno de los cinco métodos correspondientes de tratamiento contiene en sí todos los elementos para efectuar una curación. Por tanto, no es necesario que el médico practique los cinco métodos de tratamiento; pero debería conocer perfectamente el método que ha elegido, atenerse al mismo y tener maestría en su práctica; pero no debería creer que su método sea el único verdadero, y rechazar los demás de que nada sabe.

un arte sagrado, y que una mera ciencia sin bondad y sabiduría verdaderas no tiene ningún valor real. La práctica de la medicina no debe basarse tan sólo sobre teorías científicas acerca de las leyes de aquella parte de la naturaleza que es su plano inferior de manifestación, el plano de las apariencias físicas, porque en el fondo de toda ciencia debe estar el reconocimiento de la Verdad eterna. La salud y la enfermedad en el hombre no son determinadas únicamente por leyes físicas, tales como las que rigen los órdenes más bajos del ser; ni son las leyes de la Naturaleza creadas por ésta, *sino que todas las leyes naturales son el resultado de la ley espiritual que obra en la Naturaleza,* y en aquellos reinos en que la inteligencia desempeña un papel, en que la voluntad comienza a tener libertad y la responsabilidad individual, se manifiesta una acción más directa de la ley divina. Por tanto, aunque sea sumamente útil y necesario al conocimiento de las leyes de la naturaleza física, el estudiante de medicina debería ante todo cultivar la nobleza y espiritualidad de carácter que resulta del reconocimiento de la ley fundamental de la Sabiduría Divina, en la que se basa todo el orden y armonía que existe en el mundo. La práctica de la medicina no descansa pues en un mero tecnicismo, ni es una simple profesión o negocio que se

puede emprender con el objeto de ganarse la
vida, sino que requiere para su objeto legítimo,
el uso de las facultades que resultan del desarrollo de los elementos más elevados y más
nobles, la parte espiritual de la constitución del
hombre.

IV

LAS CINCO CLASES DE MÉDICOS

Como hay cinco clases de las enfermedades,
y como cada enfermedad debe tratarse con referencia a su causa, pueden distinguirse cinco
métodos distintos de tratamiento, los cuales, sin
embargo, no se deben confundir con cinco sistemas diferentes que uno pueda escoger a su
antojo, pues cada uno de estos métodos requiere
la posesión de ciertas cualidades naturales distintas, las más elevadas de las cuales se encuen-
tran ahora muy raras veces. Mientras que se
puede enseñar con bastante facilidad a cualquiera persona que tenga un grado ordinario
de inteligencia, la ciencia de los métodos inferiores, tales como la prescripción de drogas, el
uso del agua fría o caliente, o la aplicación de
cualquiera otra fuerza física, el verdadero arte
de la medicina requiere dotes y talentos superiores que no pueden adquirirse sino confor-
mándose a la ley de evolución espiritual, o sea
por medio del desarrollo superior del hombre

interno. El médico que posee los poderes que
confiere la sabiduría, puede también adquirir
el conocimiento de las opiniones y tecnicismo
que componen el equipo de los médicos inferiores; pero un médico de clase inferior, no
puede practicar el arte de la clase superior,
sin ser iniciado en aquella clase por medio
del desarrollo del poder que para ello se requiere.

De esto resulta evidente que es tan importante la cualidad del médico mismo como el sistema que practica. Paracelso distingue cinco clases de médicos: las tres clases inferiores buscan
sus recursos en el plano material; las dos clases
superiores emplean remedios que pertenecen al
plano suprasensual. Pero dice también que, debido a la unidad de la naturaleza, cualquiera de
estas clases de médicos puede efectuar curaciones en cualquiera de los cinco campos; y que
ningún médico debe cambiar un sistema por
otro, sino que cada uno debe permanecer adhe-
rido a la "secta" a la cual naturalmente pertenece.

Paracelso describe estas cinco clases de médicos como sigue:

1. *Naturales.*—Los que se sirven de remedios físicos que obran como opuestos, es decir,
medios físicos y químicos, como el calor contra
el frío, etc., etc. (Alópatas.)

2. *Specifici.*—Los que emplean ciertos remedios que, según lo ha demostrado la experiencia, obran como *spifica* (Empíricos, Homeópatas.)

3. *Characterales.*—Los que se sirven de los poderes de la mente, obrando sobre la voluntad y la imaginación del enfermo (Curación mental, Mesmerismo, etc.)

4. *Spirituales.*—Los que poseen poderes espirituales y se sirven del poder mágico de su voluntad y la fuerza de su pensamiento (Magia, Psicometría, Hipnotismo, Espiritismo, Hechicería.)

5. *Fideles.*—Aquellos por medio de los cuales se efectúan obras "milagrosas" en el poder de la verdadera fe (Adeptos.)

A cualquiera de estas cinco "sectas" o facultades que pertenezca un médico, debería estar perfectamente versado y experimentado en su departamento, poseyendo un conocimiento profundo del mismo y no un conocimiento superficial.

"En cualquiera facultad que uno desee adquirir un grado y alcanzar éxito debería, además de considerar el alma y el cuerpo enfermo del paciente, esforzarse en tener un conocimiento perfecto de ese departamento y ser enseñado más por su razón e intuición propias que por lo que pueda decirle el enfermo. Debería poder reconocer la causa y origen de la enfermedad que trata, y su conocimiento debería ser firme y no sujeto a dudas". ("Paramir.", I., Prólogo).

Hay, por lo tanto, en cada una de estas clases tres grados, a saber: [1] los que poseen todos los requisitos de su arte; [2] los que han alcanzado tan sólo la mediocridad; [3] los zotes, charlatanes y embusteros, a cuyo grado pertenece la inmensa multitud de charlatanes con o sin diplomas, los que se aprovechan de la ignorancia y credulidad del pueblo, y con sus venenos y drogas "matan anualmente más personas que la guerra, el hambre y la peste combinadas". Pero ninguna de estas cinco clases de médicos debería considerar su propio sistema como el único verdadero, y rechazar a los demás y considerarlos como inútiles, pues en cada uno se halla el poder pleno y perfecto de curar todas las enfermedades que provienen de cualquiera de las cinco causas y cada uno tendrá éxito si tal es la voluntad de la Ley.

I.—NATURALES

A esta clase pertenece la hueste inmensa de lo que hoy día suele llamarse "médicos regulares", es decir, los que siguen la vieja rutina de la ciencia médica oficial, desde el médico más o menos progresista hasta el vendedor de drogas. Los remedios que emplean pertenecen a los tres reinos de la naturaleza y según los elementos que representan, pueden dividirse como sigue:

1. *Tierra.*—Esta incluye todas las substancias minerales, vegetales y animales que se requieran para objetos medicinales, drogas, hierbas y sus preparaciones, agentes químicos, etcétera.

2. *Agua.*—A esta pertenece la hidroterapia, baños calientes y fríos, y todo lo que tenga relación con ella.

3. *Aire.*—Los resultados terapéuticos que se pueden obtener por medio de la inhalación de ciertos gases y vapores, son ahora muy poco conocidos comparativamente, exceptuando el hecho de que para estos propósitos se suele recurrir a los cambios de clima. El empleo de tales cosas como el aire puro, la luz del sol, etc., es con mucho demasiado sencillo para ser debidamente apreciado por una generación cuyo modo de pensar es excesivamente complicado para ponerlos en aptitud de percibir las verdades simples y, por lo tanto, se le considera como perteneciendo a la "higiene" más bien que a la "terapéutica".

4. *Fuego.*—Entre los agentes que pertenecen a esta descripción pueden contarse toda clase

de energía, calor y frío, la luz y las acciones
de sus rayos de diversos colores (1), la electricidad física, el magnetismo mineral, etc., todos
los cuales, hasta ahora han recibido poca atención por parte de la medicina moderna, mientras que los antiguos se servían de semejantes
remedios para curar muchas enfermedades (2).

5. *Eter.*—Hasta ahora, el elemento único y
su acción son apenas teóricamente admitidos por
la ciencia moderna, y prácticamente son casi
desconocidos. Muy recientemente se ha dado un
gran paso en esta dirección con el descubrimiento de la acción terapéutica del éter solar,
y por medio del uso de un aparato para el empleo
de sus radiaciones (3).

Empero la esfera de actividad para el médico
natural no se limita a la extensión del plano meramente físico. Si asciende un escalón más, puede emplear no sólo los productos de la vida, sino
la actividad vital misma, en una forma más
elevada (4). Las fuentes de las cuales recibe los

(1) El poder calmante del azul, los efectos estimulantes del
rojo, los efectos fortificantes del amarillo, etc., merecen mucha
más atención de la que se les presta ahora. La razón porqué
la "curación por la luz" ha producido tan sólo una excitación
pasajera, es que se ha empleado indistintamente y que no se han
comprendido sus leyes.
(2) "Paracelsus", pág. 141.
(3) El Profesor O. Korschelt, de Leipzig, ha inventado un
instrumento para este objeto.
(4) Véase "Paracelsus", pág. 138.

remedios físicos, son los productos físicos de
la naturaleza; los manantiales de los cuales saca
poderes vivos, son organismos vivos. A este
departamento pertenece el uso del "magnetismo
animal"; la transmisión de la vida *(Mumia);*
la transplantación de las enfermedades (1) y
otras cosas semejantes perfectamente descritas
por Paracelso, Cornelio, Agrippa y otros, pero
que no existen para nuestra ciencia médica
oficial.

Aun los que se sirven de los principios materiales groseros, emplean también sin tener conciencia de ello, los principios superiores que están en ellos; pues toda substancia física, cualquiera que sea el reino al cual pertenezca, es una
expresión no sólo de uno de los cuatro elementos, sino de los cuatro, y contiene todos los principios superiores. Por ejemplo, se ha demostrado
que la acción de ciertas drogas corresponde a
la de los colores que producen en el espectro
solar (2); cada estado de materia corresponde
también a cierto estado de tensión eléctrica;
cada partícula de alimento prueba con ser nu-
tritiva que en ella está presente el principio
vital; cada droga venenosa que obra sobre la

(1) Todas las fuerzas pueden manifestarse en una forma
triple. Hay "imanes" universales, animales y espirituales; una
electricidad física y una electricidad vital, una electricidad
espiritual, etc., etc.

(2) "Principles of Light and Colour", por el Dr. Babbitt.

mente, prueba así que el principio mental en ella está en un estado de actividad elevado. En el universo no hay "materia muerta"; cada cosa es una representación de un estado de conciencia en la naturaleza, por más que difiera este estado de conciencia del nuestro, y está, por lo tanto, fuera del alcance de nuestra percepción; cada cosa es una manifestación de la "Mente", aunque no presenta funciones inteligentes, o lo que seamos capaces de reconocer como tal.

Es por completo imposible comprender esto desde el punto de vista tomado por la ciencia natural moderna, pues se necesitan los conocimientos filosóficos que constituyen el primer pilar en el templo de la medicina. La ciencia médica moderna tiene todavía un vastísimo campo que explorar; y si no se conocen hoy día ciertas ciencias conocidas de los antiguos, no es porque no hayan existido tales ciencias, sino porque han cesado de ser comprendidas en razón a las tendencias materialistas de la época actual.

II.—Specifici

A esta clase pertenecen todos los médicos que en determinadas circunstancias emplean ciertos remedios que, según saben por la experiencia, han dado buenos resultados en circunstancias

idénticas. A este sistema, por lo tanto, puede
llamársele *"empirismo"*, y constituye la mayor
parte de la terapéutica moderna, pues lo poco
que se sabe actualmente con referencia a las
acciones fisiológicas y terapéuticas de los medicamentos, no es después de todo, más que el
resultado de la observación, y no del conocimiento de las leyes fundamentales de la naturaleza
por las cuales los medicamentos obran tal como
lo hacen.

El calor es un remedio específico para el frío,
y la humedad para la sequedad, pero aun los
remedios opuestos tienen el mismo efecto específico. Así, por ejemplo, el dolor ocasionado por
una inflamación, y la inflamación misma, pueden curarse tanto por medio de aplicaciones frías
como calientes a la parte inflamada, porque en
un caso se contraen las venas, con lo cual dis-
minuye la cantidad de sangre que se agolpa en
ellas, mientras que en el otro caso se dilatan
estos vasos haciéndose el aflujo de sangre con
facilidad y sin dolor. La acción específica de las
substancias químicas, es debida a sus afinidades
(armonías) químicas. Así, por ejemplo, la acción fortificante que resulta de la inhalación de
aire fresco, es causada por la afinidad que tiene
el Oxígeno para el Carbono en la sangre, y por
el principio vital del aire sobre el principio vital
del cuerpo. De esta manera los bacilos tubercu-

losos en los pulmones pueden ser destruídos por medio de la acción específica de ciertos gases, los cuales, al ser inhalados, forman ciertos compuestos químicos con determinados elementos contenidos en estos micro-organismos, y así causan su destrucción (1). En el universo cada cosa tiene lugar por cierta razón y tiene una determinada acción específica que depende de ciertas condiciones. Si conocemos las leyes, la experiencia viene a ser una ciencia; pero si nuestra ciencia está ciega, la experiencia no puede guiarnos.

Lo semejante conoce a lo semejante. Los sentidos físicos conocen solamente las cosas físicas; pero todas las cosas visibles son una expresión del alma, y ¿qué podemos saber acerca del *Alma de las Cosas,* si no conocemos nuestra propia alma? No puede haber movimiento sin emoción que lo produzca, sea directa o indirectamente. Todos los movimientos son manifestaciones de energía; la energía es una manifestación de conciencia; la conciencia es un estado de la mente; la mente es un vehículo para la manifestación del espíritu; el espíritu es el "Aliento" por el cual fué *creado* el mundo.

Si se estudiasen los colores de los *Tattwas* y su naturaleza, se abriría un nuevo campo a la

(1) "Eine neue Heilmethode" (Nuevo Método Curativo), por F. Hartmann W. Friedrich. Leipzig, 1893.

ciencia médica. Entonces se podría explicar por
qué un loco furioso se sosiega cuando se le en-
cierra en un cuarto lleno de luz azul, y una persona melancólica mejora en un cuarto entapi-
zado con lienzos colorados o amarillos; por qué
se enfurece un toro a la vista del rojo, y una
muchedumbre se vuelve rabiosa a la vista de la
sangre. Cuando no se conocen las leyes por las
cuales ocurren ciertos efectos, sólo podemos re-
gistrar los hechos. Si reconocemos una verdad
por la experiencia podemos servirnos de ella,
dejando a la ciencia escéptica avanzar hacia la
misma apoyada en las muletas de la observación
exterior y de la inferencia.

Estas inferencias se sacan con frecuencia de
premisas falsas; los efectos se toman por causas; se administran drogas cuando las fuentes
de las enfermedades existen en condiciones en
las cuales no tienen efecto las drogas, etc., etc.
La aplicación de los remedios específicos requie-
ren, por lo tanto, no sólo el conocimiento de que
este o aquel remedio ha efectuado tales o cuales curaciones, sino también el conocimiento de
las circunstancias en que volverá a producir semejantes efectos. El verdadero *Arcana* es la
comprensión de la relación que existe entre la
causa y el efecto. Para esos médicos miopes que
no ven en cada enfermedad nada más que la
manifestación de una causa puramente química

o física, y para quienes los términos "mente", "alma" y "espíritu" no tienen significado alguno o denotan meramente funciones fisiológicas de la materia inconsciente, los *Arcanos* de tales curaciones permanecerán para siempre misterios incomprensibles, porque no pueden ser conocidos sino de aquellos que comprenden la naturaleza interna del hombre. Los fenómenos producidos por la vida son incomprensibles en tanto que se considera la vida como producto de formas sin vida; pero aquel que es capaz de ver en cada cosa una manifestación de la *Vida Una* que compenetra toda la naturaleza, o sea una función de la voluntad universal, ha entrado en el dominio de aquella ciencia superior que no se puede explicar por medio de palabras, sino es conocida del corazón.

III.—CHARACTERALES

Pertenece a esta clase el médico cuya presencia misma inspira en el enfermo la confianza y la esperanza firme de restablecerse. Consciente e inconscientemente semejante médico actúa sobre dos grandes facultades de la constitución del enfermo, a saber: su voluntad y su imaginación. Aquel que puede devolver la tranquilidad del alma inspirando confianza, crea las condiciones necesarias para curar el desorden de los elementos que produce la discordancia.

Todos los procesos que tienen lugar en el cuerpo físico, se originan en la acción consciente o inconsciente de la voluntad y de la imaginación, a la cual preciso es añadir el poder de la memoria; porque la existencia de impresiones antiguas, ya consciente, ya inconscientemente, produce ciertos estados en la imaginación, los que a su vez determinan la dirección de la voluntad. El médico ordinario emplea a menudo estos poderes sin saberlo; el médico de la clase superior puede emplearlos con inteligencia. Una fuerte emoción repentina puede curar en un momento una afección paralítica de mucho tiempo; un peligro súbito despierta a la voluntad inconsciente. Es probable que, en la mayor parte de los casos, lo que efectúa la curación no es lo que toma el enfermo, sino lo que él se imagina le ha de curar; y sin este poder de la imaginación muy pocas medicinas tendrían resultados benéficos.

A esta división pertenecen también los llamados "hipnotismos" y "sugestión", dos cosas antiguas descritas con nombres nuevos. Tocante a esta acción de la voluntad espiritual dice Paracelso:

"Es como si uno ordena a otro que corra, y corre. Esto se efectúa por medio de la palabra y del poder de

la palabra, siendo ésta el carácter". ("Paramir.", Prólogo III).

El llamado *"hipnotismo"* es la sujeción de
una voluntad débil por una más fuerte. La voluntad superior del médico domina a la voluntad
del enfermo y le obliga a obrar con cierta dirección. Es un arte que se practica continua y constantemente por la mitad del género humano sobre la otra mitad, desde el poder de voluntad de
un general que manda su ejército, hasta la influencia inconsciente que una mente ejerce sobre
otra, sin saberlo aquélla y sin que note ésta su
origen; los malos pensamientos que se originan
en una persona, crean impulsos correspondientes en otros; y si se conociesen verdaderamente
la acción inconsciente de la voluntad y las relaciones que causa entre las mentes simpáticas, es
probable que el libre albedrío y la responsabilidad humanas aparecerían bajo una luz diferente.

Parecido a esto es lo que se llama "sugestión" y que Paracelso llamaba la virtud de la
imaginación. Es la imaginación de una mente
sujetando a la mente de otro y creando en ella
una imaginación correspondiente que es perfectamente real para el enfermo, porque es en realidad, su propia creación hecha inconscientemente por él mismo.

"El hombre visible tiene su laboratorio (el cuerpo físico), y allí trabaja el hombre invisible. El sol tiene sus rayos, los cuales no es posible coger con las manos, y que, sin embargo, son bastante fuertes (si se reunen por medio de una lente) para incendiar edificios. La imaginación en el hombre es como un sol: obra dentro de su mundo doquiera que luzca. El hombre es lo que piensa. Si piensa fuego, está ardiendo; si piensa guerra, está guerreando. Por el poder del pensamiento la imaginación se convierte en un sol". ("De virtute imaginativa", V).

La imaginación se fortalece por medio de la voluntad, y la voluntad se vuelve potente por medio de la imaginación. Cada una de las dos es la vida de la otra, y si se unen y se identifican, constituyen un espíritu vivo al cual nada inferior resiste. En los ignorantes y los recelosos, en los que no se conocen su propia mente y dudan del éxito—y, por lo tanto, en la mayor parte de los experimentos que se hacen con el objeto de satisfacer una curiosidad científica o con algún otro pronóstico egoísta— la voluntad y la imaginación no son una, sino que obran en dos direcciones diferentes. Si miramos con un ojo al cielo y con el otro a la tierra, o si miramos con el uno al restablecimiento del enfermo y con el otro a los beneficios, conocimientos o fama que la curación nos puede reportar, no hay unidad de motivo o propósito, y por consiguiente, falta la condición principal para el éxito. El

médico deseoso de emplear tales medios ha de
ser por tanto de carácter tan noble que ninguna
consideración egoísta sea capaz de afectarla, y
no tener ninguna otra intención que la de cum-
plir con su deber de conformidad con los man-
damientos del amor divino.

Sólo aquello que procede del corazón va al
corazón: el poder que procede tan sólo del cerebro no tiene efectos mágicos a menos que se
una con el que procede del corazón. Se parece
a la luz fría e ineficaz de la luna, pero se convierte en un gran poder al unirse con la luz que
irradia del sol o sea del centro del corazón.

"De este modo la imaginación viene a ser un espíritu.
Su vehículo es el cuerpo, y en éste se generan las semillas que producen buenos y malos frutos". ("De virtute
imaginativa", III).

IV.—Spirituales

Hasta aquí nos hemos ocupado con fuerzas
que ya las reconoce por completo la ciencia
moderna, las admite y las emplea. Ahora va-
mos a ocuparnos con la acción de un poder espiritual que, como los poseen conscientemente
tan sólo unas cuantas personas, es casi por completo desconocido. Este es el poder que el espíritu auto-consciente ejerce sobre las fuerzas

ininteligentes de la naturaleza, y que pertenece a la "Magia", palabra cuya significación sólo muy pocos comprenden.

"Magia"—de *mag,* sacerdote—quiere decir el gran poder de la sabiduría, atributo del espíritu auto-consciente, santo o diabólico según el objeto al cual se aplica. Por lo tanto, es un poder que no pertenece al hombre intelectual terrestre sino al hombre espiritual, y puede ser ejercido por éste sin que el hombre externo sepa cuál es la fuente de este poder que actúa en él. Por esta razón vemos a menudo que algún remedio resulta muy eficaz en manos de un médico, y por completo inútil en manos de otro igualmente instruído e intelectual. Dice Paracelso:

"A semejantes médicos se les llama *spirituales,* porque mandan a los espíritus de las hierbas y de las raíces y les obligan a poner en libertad a los enfermos a quienes han aprisionado. De la misma manera, si un juez pone a un preso en los cepos, el juez es el médico del preso, porque teniendo las llaves, puede abrir las cerraduras cuando quiera. A esta clase de médicos pertenecieron Hipócrates y otros". ("Paramir.", Prólogo III).

Semejante aserción parece increíble sólo en tanto que no se sabe nada acerca de la constitución de la materia; pero si llamamos en nuestra ayuda la ciencia oculta y con su auxilio nos damos cuenta que todas las cosas en el mundo constituyen ciertos estados de una conciencia

universal, y que la fundación de toda existencia
es el Espíritu, no sólo viene a ser comprensible,
sino también patente que el espíritu auto-consciente de una persona puede mover y sujetar los
productos de la imaginación de la naturaleza de
conformidad con su acción en ellos; y podemos
decir en verdad que en tales casos es el espíritu
del médico que obra por medio del espíritu de
los remedios que emplea, y en esto está la solu-
ción del secreto de las maravillosas curaciones
de lepra, etc., efectuadas por Teofrasto Paracelso, las cuales han sido probadas histórica-
mente, pero que son incomprensibles si se las
examina bajo el punto de vista de la ciencia
material.

La investigación de este asunto nos llevaría
al dominio de la magia blanca y negra, hechicería y brujería, de las cuales se ha tratado ya
en una obra anterior (1), y que no se podrían
explicar más extensamente ahora, tanto por ser
prematuro como por ser imposible dentro de los
límites de la presente obra.

V.—FIDELES

La palabra "fidelidad"—de *fido,* confiar—
quiere decir fe, confianza, convicción que pro-

(1) Magia Blanca y Negra.

cede de la percepción de la verdad; conocimiento, cual es aquel que resulta de la experiencia,
y la clase de médicos a que se hace referencia
aquí incluye a aquellos que, permaneciendo fieles
a su naturaleza divina, poseen los poderes divinos que han sido atribuídos a Cristo, los após-
toles y a los santos.

"Devuelven la salud por medio del poder de la fe;
pues aquel que cree en la verdad, sana por medio del
poder de la misma". ("Paramir.", I., Prólogo 3).

En la mayor parte de los casos, la llamada
"fe" es ilusoria, y consiste tan sólo en una creencia aceptada o pretendida en la exactitud de
ciertas opiniones o teorías. La verdadera fe del
hombre elevado, es un poder vivo espiritual y
divino que resulta de la certidumbre de la percepción espiritual de la ley eterna de causa y
efecto. Así como estamos plenamente convenci-
dos de que el día sigue a la noche, y la noche al
día, así también el Adepto-médico, conociendo
las causas espirituales, morales y físicas de las
enfermedades, y apreciando la corriente de su
evolución y progreso, conoce los efectos producidos por tales causas y dirige los medios para
su curación. Ninguno puede destruir los efectos
producidos por la ley de divina justicia. Si uno
impide la manifestación de la ley divina de un
modo, se manifestará de otro modo, tal es la ac-

ción de la ley divina en la naturaleza; pero aquel que vive en la verdad y en el cual se manifiesta la verdad divina, es elevado por encima de la naturaleza, pues entra en aquello de lo cual ha procedido la naturaleza. Este poder que eleva y salva todo, es la verdadera fe en el hombre, la cual puede curar todas las enfermedades.

"No hay ni buena ni mala suerte, sino que todo efecto es debido a una causa. Cada uno recibe su recompensa conforme a su conducta y sus obras. Dios ha hecho a todos los hombres de una sola substancia, y a todos les ha dado el mismo poder para vivir, por lo cual todos los seres humanos son iguales en Dios. El sol y la lluvia, el invierno y el verano, son los mismos para todos; pero no todos miran al sol con los mismos ojos. Dios ama a todo el género humano de la misma manera; pero no todos los hombres aman a Dios con el mismo amor. Cada uno de los hijos de Dios tiene el mismo patrimonio; pero uno despilfarra, mientras que otro lo conserva. Lo que Dios ha hecho igual, lo vuelven desigual las acciones de los hombres. Cada hombre que lleva su cruz, encuentra en ello su recompensa. Cada desgracia es una fortuna, porque la bondad divina da a cada cual lo que más necesita para su futuro desarrollo; el sufrimiento comienza sólo cuando aparece el descontento, el que proviene de la ignorancia de la ley eterna. Cuanto mayor es el obstáculo para el combate, tanto más grande será la victoria". ("Philosophia", V.)

El arte de la medicina no ha sido instituído para contravenir a las leyes de Dios, sino con

el propósito de ayudar a restablecer la armonía,
cuya perturbación causa la enfermedad, y este
restablecimiento se efectúa por medio de la obediencia a la ley. No hay "perdón del pecado de
enfermedad" así como no hay perdón de peca-
dos morales. La curación se efectúa en volver
a entrar en armonía con las leyes de la naturaleza, las cuales después de todo, son las leyes
de Dios manifestadas en el reino natural. Tampoco se devuelve la salud, ni se perdonan los pe-
cados, para que el hombre con menos temor al
castigo vuelva a pecar repetidas veces, sino que,
después de vencer los efectos de las discordancias, vuelve a tener el poder de pecar a fin de
tener nuevas oportunidades para dominar las
tentaciones, y así llegar a ser dueño de sí mismo
durante su vida en la tierra. Aquel que es dueño
de sí mismo es su propia ley y no está sujeto a
ninguna falta de armonía. Esto es lo que expre-
só Paracelso en su lema favorito:

"Non sit alterius qui suus esse potest",

lo cual puede traducirse como sigue: "Aquel que
es dueño de sí mismo no pertenece a nada más
que a sí mismo": pues el Yo que domina al "yo",
es Dios, la Voluntad de la Sabiduría Divina, el
Señor de Todo.

V

LA MEDICINA DEL PORVENIR

No cabe duda de que el médico ordinario de nuestra época ocupa por lo común una posición mucho más elevada de la que ocupaba el médico ordinario de los últimos siglos en que la sabiduría de los antiguos se había convertido en verdad olvidada, y estaba en su infancia la ciencia moderna, Aunque había aún durante la edad media médicos que tenían gran penetración y profundo conocimiento de los misterios de la Naturaleza, penetración y conocimiento que la profesión moderna en su lenta evolución puede llegar a adquirir en algún siglo futuro, la medicina popular de aquellos tiempos era una mezcla de ignorancia y charlatanismo, de la cual quedan todavía muchos ejemplos. Tocante a los médicos de esta clase dice Paracelso:

"Hay entre ellos muchos que no tienen más objeto que el de satisfacer su codicia, de manera que tiene uno que avergonzarse de pertenecer a una profesión en la cual ocurren tantos fraudes. Especulan con la ignorancia de la gente, y el que logra acumular la mayor cantidad de dinero, engañando al público, es considerado como el médico principal. Ya no se conocen el amor recíproco ni la caridad, y la práctica de la medicina se halla degradada hasta al rango de una profesión ordinaria, en la cual, el único objeto es sacar tanto dinero como se pueda, y los que saben embaucar y meten más ruído, tienen mejor éxito en defraudar al mundo; pues en tanto que el mundo esté lleno de necios, el mayor de ellos necesariamente dominará a los demás, si logra hacerse notable". ("Defensio", V.)

No tiene la culpa la ciencia médica si existe semejante estado de cosas, porque es uno de los atributos de la naturaleza animal del hombre, y dejamos al observador inteligente el juzgar si esta naturaleza ha cambiado mucho desde el tiempo de Paracelso, o si hay todavía una hueste de charlatanes, autorizados o no, que han escrito en su bandera el lema *Mundus vult decipi. ergo decipiatur*. Es cierto que la ciencia oficial ha adelantado en el curso de este siglo (1); pero los adelantos meramente intelectuales no le hacen necesariamente sabio: los mayores bribones han sido hombres muy intelectuales sin espiritualidad. La sabiduría consiste en el reconocimiento propio de la verdad, y hay muchos que "siempre están aprendiendo, y nunca pueden

(1) El original de esta obra fué publicado en 1893.—Nota del Traductor.

llegar a una mayor amplitud del conocimiento de la verdad" (1).

Este conocimiento espiritual no pertenece a las facultades de la naturaleza intelectual inferior del hombre, sino a su naturaleza superior únicamente, y es por tanto de mayor importancia que el desarrollo de esta naturaleza superior reciba más atención de la que recibe hoy día. Para este objeto, es por completo insuficiente el mero adelanto en moral o ética. La moralidad es el resultado del raciocinio; la Espiritualidad es el poder superior debido a la manifestación de la auto-consciencia en un plano superior de existencia, la iluminación de la mente y del cuerpo del hombre por el poder y la luz del espíritu que llena el alma. Cuando la espiritualidad se vuelve substancialidad en el hombre, sólo entonces será su conocimiento de especie substancial.

Esta substancialidad espiritual, o, en otras palabras, la realización del más elevado ideal, es la obra de la evolución gradual del género humano, la cual, como lo decían los antiguos alquimistas, "puede necesitar millares de siglos para efectuarse; pero que puede también llevarse a cabo en un momento". No es un producto del trabajo del hombre, sino el descenso de la luz de la verdad divina, la "gracia de Dios"

(1) II. Timoteo, III, 7.

que llega a todo aquel que está preparado para recibirla. No depende por tanto del que uno quiera o corra (1), sino de la acción del espíritu del verdadero Yo divino que siempre está procurando manifestarse en el hombre.

Este desarrollo interior no es el resultado de la adquisición de cualesquiera teorías respecto a la naturaleza de la constitución del hombre; sino que se efectúa venciendo él los elementos inferiores de su naturaleza, por medio de lo cual puede manifestarse su naturaleza superior. Pero debería conocer teóricamente su propia constitución y la naturaleza de los poderes superiores que en él existen, con el objeto de tener interés y aptitud para emplearlos de una manera inteligente, persiguiendo el propósito de vencer su naturaleza inferior.

Estos son los elementos de aquella ciencia superior que el médico del porvenir tendrá que aprender, primero teóricamente y luego en su aplicación práctica. Sin el reconocimiento espiritual de los principios fundamentales de la Naturaleza, el procurar descubrir los misterios del ser desde un punto de vista superficial, es lo mismo que vagar en una espesa niebla. Equivale a buscar desde la periferia de una esfera de extensión desconocida, un centro cuya situación

(1) Romanos, IX. 16.

no se conoce; pero si tenemos un concepto correcto acerca de la situación de aquel centro resplandeciente, su luz obrará como una estrella que nos guiará en nuestros viajes a la ventura a través de las nieblas que llenan el dominio de los fenómenos.

La ciencia viene del hombre; la sabiduría pertenece a Dios. Hay muchas ciencias; la sabiduría es única. Es preciso cultivar las ciencias, pero no se debe descuidar la sabiduría, porque sin ella ninguna ciencia verdadera puede existir.

"Nada (verdadero) es nuestro; no nos pertenecemos, sino que pertenecemos a Dios. Por tanto debemos procurar encontrar en nosotros lo que es de Dios. Es suyo y no nuestro. Ha hecho un cuerpo para nosotros, y nos ha dado vida y sabiduría además, y de ellos proceden todas las cosas. Deberíamos procurar conocer el objeto de nuestra existencia y la razón porqué el hombre tiene un alma, y saber qué es lo que Dios quiere que haga. El estudio del hombre (terrestre) no revelará nunca el secreto y objeto de su existencia, ni la razón porqué está en el mundo; pero una vez que conozcamos a su creador, conoceremos también las cualidades de su hijo, pues aquel que conoce al padre conoce también al hijo, porque el hijo hereda la naturaleza del padre. Cada hombre posee la misma suma de verdad que Dios le ha dado; pero no reconoce cada uno lo que ha recibido. El que duerme no sabe nada; el que lleva una vida ociosa no conoce el poder que está en él y desperdicia su tiempo. El hombre es tan grande y noble

que lleva la imagen de Dios, y es heredero del reino de
Dios. Dios es la suprema verdad, y el diablo la suprema
falsedad. La falsedad no puede conocer a la verdad.
Por tanto, si el hombre quiere entrar en posesión de la
verdad, es preciso que conozca la sabiduría que ha recibido de Dios. La habilidad pertenece a la naturaleza
animal, y tocante a muchas adquisiciones científicas,
los animales son superiores al hombre; pero el entendimiento es un despertar que no puede ser enseñado por
el hombre. Lo que una persona aprende de otra no es
nada a menos de que llegue su despertar. Un preceptor no puede infundir conocimientos en su discípulo;
puede tan sólo ayudar en el desarrollo del conocimiento que ya está en él". ("De Fundamento Sapientiae", I).

La sabiduría es reconocer a Dios. Dios es la
verdad; el conocimiento del verdadero yo de uno
mismo es sabiduría divina. Aquel que conoce su
yo verdadero, conoce los poderes divinos que
pertenecen a su Dios.

"Dios es Sabiduría. No es un sabio ni un artista, es
por sí mismo absoluto, pero toda sabiduría y todo arte
proceden de él. Si conocemos a Dios, conocemos también su sabiduría y su arte. En Dios todo es uno y no
hay partes. El es la unidad, el uno en todas las cosas.
Una ciencia que se ocupa tan sólo con una parte del
todo, y pierde de vista el todo al cual pertenece la parte,
es inútil y no posee la verdad. Aquel que no ve en Dios
nada, sino la verdad y la justicia, ve correctamente. Toda
la sabiduría pertenece a Dios; lo que no es de Dios es
ilegítimo. Por tanto, caen los reinos de este mundo, se
cambian los sistemas científicos, perecen las leyes he-

chas por los hombres, pero el reconocimiento de la verdad es eterno. Aquel que no es hijo ilegítimo de la sabiduría, sino hijo legítimo del padre, posee la sabiduría. Esta consiste en que vivimos los unos respecto de los otros como viven los ángeles; y si vivimos como los ángeles, ellos vendrán a ser nuestro propio yo, de modo que nada nos dividirá de ellos, sino la forma física; y así como toda sabiduría, todo arte está con los ángeles, así sucederá con nosotros. Los ángeles son los poderes por medio de los cuales se ejecuta la voluntad de Dios. Si la voluntad de Dios se ejecuta por medio de nosotros, nosotros mismos seremos sus ángeles. La voluntad de Dios no puede ejecutarse por medio de nosotros a menos que seamos según la voluntad de Dios. Un tonto, bobo o avaro, no son según la voluntad de Dios; ¿cómo podría ejecutarse por medio de ellos esta voluntad? De muy poco sirve creer que Salomón era sabio, si no somos sabios nosotros mismos. No hemos nacido con el objeto de vivir en la ignorancia, sino que debiéramos ser como el padre, a fin de que el padre se reconozca en su hijo. Hemos de dominar a la naturaleza y no la naturaleza a nosotros. Esto se dice del hombre angelical (Buddhi) en el cual viviremos y por medio del cual veremos que es de Dios todo nuestro obrar y dejar de obrar, toda nuestra sabiduría, todo nuestro arte". ("De Fundamento Sapientiae, II").

Todo esto, sin embargo, será incomprensible para aquel a quien Paracelso llama con razón "tonto científico", el cual lo censurará de absurdo, porque la sabiduría de que habla aquí Paracelso no es el intelecto de la mente terrestre, sino el entendimiento de la mente celestial. Es

aquel poder raro del autoconocimiento espiritual
que no puede enseñarse con palabras, sino que
es el resultado de un desenvolvimiento interior
de las facultades del alma. El verdadero médico
no es un producto de las escuelas científicas; él
llegó a serlo por medio de la luz de la sabiduría
divina misma.

"El hombre tiene dos entendimientos: la razón angélica y la razón animal. El entendimiento angélico es
eterno; es de Dios y permanece en Dios. El intelecto
animal tiene también su origen de Dios y dentro de
nosotros mismos; pero no es eterno, pues el cuerpo
animal perece y su razón perece con él. Ninguna facultad animal queda después de la muerte; pero la muerte
sólo consiste en que muere lo que es animal y no lo
que es eterno". ("De Fundamento Sapientiae", II.)

La palabra "wisdom" (sabiduría) (1) se deriva de *vid,* ver y *dom,* juicio. Se refiere por
tanto a lo que se ve y se comprende, y no a opiniones o teorías derivadas de la inferencia, o
basadas en las aserciones de otros. No es el producto de la observación y especulación, memoria o cálculo, sino que resulta del crecimiento

(1) También aquí me he visto obligado a conservar esta
palabra del original por no corresponder la etimología de
"sabiduría" a la de "wisdom". En "sabiduría" no se halla
desde luego la idea de *ver,* como tampoco en la raíz latina
sapio, pero es evidente en la raíz griega ταφἠς (claro, manifiesto) la cual en su origen es equivalente a οοφὸς (sabio).
N. del T.

interior, y todo crecimiento viene de la nutrición. Así como el intelecto se ensancha por medio de adquisiciones intelectuales, así también la sabiduría divina en el hombre crece absorbiendo el nutrimiento que recibe de la Sabiduría Divina.

"Toda cosa es de la misma naturaleza que aquello de lo cual ha procedido. El animal en el hombre es nutrido por el alimento animal, el ángel en él por el alimento de los ángeles. El espíritu animal pertenece a la mente animal, y en la mente animal del hombre se hallan todas las potencialidades que las diferentes clases de animales poseen separadamente. Se puede desarrollar en un hombre el carácter de un perro, de un mono, de una serpiente, o de cualquier otro animal; porque en su naturaleza animal no es nada más que un animal y los animales son sus instructores y le exceden de muchas maneras, los pájaros en el canto, los peces en la natación, etc. El que sabe muchas artes animales no es con todo más que un animal o una casa de fieras; sus virtudes, lo mismo que sus vicios, pertenecen a su naturaleza animal. Sea que tenga la fidelidad del perro, el afecto matrimonial de la paloma, la mansedumbre del carnero, la habilidad del castor, la brutalidad del buey, la voracidad del oso, la avidez del lobo, etc., todo esto pertenece a su naturaleza animal; pero hay en él una naturaleza superior de carácter angélico que no tienen los animales, y este ser angélico requiere aquel alimento que viene de arriba y que corresponde a su naturaleza, por el espíritu animal oculto de la naturaleza, crece el intelecto animal; por la acción misteriosa del espíritu angélico crece el hombre supra-terrestre, pues el hombre tiene un padre que es eterno y para él tiene que vivir. Este padre le ha colocado en un cuerpo animal, no para que sólo viva y permanezca en él, sino a fin de que lo domine con vivir en él". ("De Fundam. Sap.", III.)

La mente humana, llena de presunción y orgullosa con sus posesiones efímeras, es completamente incapaz de concebir la naturaleza de la mente angélica, o de formarse una idea de la magnitud de sus poderes; tampoco puede comprender la verdadera significación de un lenguaje que trata de las cosas que pertenecen a la naturaleza superior, y cree que no es más que ilusión y sueño.

"La vanidad de los eruditos no viene del cielo, sino que la aprenden los unos de los otros, y sobre esta base edifican su iglesia". ("De Fundam. Sap." Fragm.),

"La fe sin las obras es muerta", y como hablamos de cosas espirituales, la "obra" que la verdadera fe requiere es de carácter espiritual, es decir, acción, crecimiento y desarrollo espiritual. Una fe sin substancialidad es tan sólo un desvarío; una ciencia sin conocimiento verdadero es una ilusión; un deseo meramente sentimental, sin ningún ejercicio activo para alcanzar la verdad, es inútil. Aquel que viva en tales desvaríos y fantasías acerca de ideales que no se esfuerza nunca en realizar, sólo sueña en te-

soros que no posee. Es como uno que desperdicia
el tiempo estudiando el mapa de un país en que
pudiera viajar, pero que no se pone nunca en
camino. Una religión meramente ideal, que nunca se realiza y que no nutre substancialmente al
alma, es tan sólo imaginaria y no sirve más que
para divertir; una ciencia que no se emplea prácticamente, no pasa de ser una teoría infructuo-
sa, que sirve a lo más para satisfacer la curiosidad animal.

La obra que la *Fe* requiere, es un continuo
Sacrificio de Sí Mismo, lo cual quiere decir un
esfuerzo continuo para dominar la naturaleza
animal egoísta; y esta victoria de lo superior
sobre lo inferior no es efectuada por lo que es
bajo, sino que no puede efectuarse más que por
medio del poder del *Amor* divino, o sea por medio del reconocimiento de la naturaleza superior
en el hombre y su aplicación práctica en la vida
ordinaria. De esta clase de amor habla el gran
místico del siglo xvii, Juan Scheffler, el cual
dice:

"Muy ruidosa es la fé sin el amor,
Suena más el tonel si está vacío."

Sin la aplicación práctica, todas las virtudes
no son más que desvaríos y no pueden convertirse en poderes substanciales, ni emplearse como tales,

Dice Shakespeare:

"Buen teólogo es aquel que practica lo que enseña."
—"El Mercader de Venecia").

pero en la actualidad son muy raras semejantes
personas, pues el mundo vive ahora tan sólo en
desvaríos. Hay "teólogos" que nada saben acerca de Dios; "médicos" que ignoran la medicina;
"antropológos" que desconocen la naturaleza
del hombre; "abogados" que no tienen senti-
miento de justicia; "filántropos" que reducen
sus empleados a la mendicidad; "cristianos"
que no conocen a Cristo.

En cada esfera de la vida lo externo se toma
por lo interno, la ilusión por la realidad, al paso
que la realidad permanece sin realizarse y, por
tanto, desconocida.

Una ciencia superficial no puede ocuparse más
que de causas y efectos superficiales, por más
profundamente que penetre en los detalles de
semejantes superficialidades. Los poderes misteriosos de la naturaleza, las fuerzas inteligentes en el hombre, son ahora casi enteramente
desconocidas, y *no hay otro medio de penetrar
en los más profundos secretos de la naturaleza
que por el desarrollo de la naturaleza superior
del hombre.*

En los tiempos antiguos el médico era considerado sagrado y pertenecía al sacerdocio—no

a un sacerdocio establecido tan sólo por los hombres, sino a un sacerdocio fuerte y verdadero consagrado por Dios. El médico del porvenir será también un rey y sacerdote; pues únicamente aquel que no es divino tan sólo de nombre, sino también de hecho, puede poseer poderes divinos. En él la pirámide triangular compuesta de la ciencia, la religión y el arte, culminará en un punto llamado Auto-conocimiento o Sabiduría Divina, en el cual se identifica el hombre con aquella luz e inteligencia superior—su yo verdadero—de cuyo rayo su personalidad es vehículo, imagen y símbolo.

Antes de que la humanidad pueda llegar a esta cumbre de perfección, tiene que recorrer un camino largo y pesado; y la meta es tan lejana que sólo unos pocos son capaces de verla, al paso que para otros será un ideal aparentemente imposible de realizar, cual montaña cuya cima se pierde inconcebible en las nubes, pero existe el ideal, y las nubes que nos impiden verlo son nuestros propios errores y conceptos equivocados. A nosotros nos toca el disiparlos.

Por el grado de percepción que hemos recibido ya y la suma de verdad que nos hemos asimilado, está en nuestro poder dominar la obscuridad y abrir nuestras mentes a la influencia de la luz. Pero en cuanto a la luz misma, no podemos crearla ni manufacturarla; no es el producto de nuestros cálculos, influencia y teorías. La verdad existe por sí misma y es eterna; puede percibirse, mas no puede hacerse.

La razón porque tan pocos comprenden el significado del término "autoconocimiento", es en que el conocimiento que se obtiene en nuestras escuelas, es exclusivamente artificial. Leemos lo que otros hombres han creído y sabido, y nos imaginamos que lo sabemos. Nos llenamos la mente con pensamientos ajenos y nos falta tiempo para pensar por nosotros mismos. Procuramos llegar a convencernos de la existencia de este o aquel objeto por medio de argumentos e inferencias, en tanto que rehusamos abrir los ojos y ver por nosotros mismos esa cosa acerca de cuya existencia argüimos. Por eso, bajo un punto de vista teosófico, hemos de parecer a un ser superior, como una nación de gentes que, con los ojos cerrados, arguyesen acerca de la existencia del sol y que no pudiesen o no quisiesen verlo por sí mismos.

No hay más que un camino para llegar al auto-conocimiento, y es el de la *Experiencia*. Por la experiencia exterior alcanzamos el conocimiento de las circunstancias externas; por la experiencia de los poderes internos alcanzamos el conocimiento interno de los mismos. *Saber* significa en realidad *ser*. Con volvernos materiales aprendemos las leyes que rigen la materia;

con volvernos espirituales aprendemos las leyes del espíritu; nuestra voluntad está libre para guiarnos hacia una u otra dirección. No podemos conocer la verdad de otra manera que convirtiéndonos en verdad, ni la sabiduría, sino volviéndonos sabios. Podemos conocer cualquier poder externo o interno, sea el calor o la luz, el amor o la justicia, tan sólo por medio de los efectos que experimentamos de su acción sobre nuestro yo o dentro de él.

En su condición actual, la vida del hombre se parece a un sueño, y los sueños de la humanidad como un todo, no menos que los de cada individuo, se repiten una y otra vez. Van y vienen y vuelven, apareciendo quizá en formas diferentes, como las nubes que al moverse en el cielo toman diferentes formas, pero representando las ilusiones antiguas, mientras que arriba de ellas, invisible y desconocida, resplandece la luz de la verdad eterna e inmutable, cuya presencia puede sentirse, lo mismo que los rayos calientes del sol que penetran las nubes, pero es preciso verla para conocerla. El templo de la naturaleza está abierto a todo aquel que puede entrar en él; su luz es gratuita para todo aquel que puede ver; todas las cosas son manifestaciones de la verdal, pero para percibirla es menester que esté presente en nosotros. Lo que nos impide entrar en el templo de la naturaleza, de

ver la luz y percibir la verdad, son las sombras
que nosotros mismos hemos creado. El verdadero objeto de las luces encendidas por la ciencia, no es revelar la verdad—la cual no necesita
ninguna luz artificial para verse, siendo muy su-
ficiente su propia luz para este propósito—sino
para destruir las nieblas que nos impiden ver
la verdad. A nadie se le ocurriría examinar el
sol con la luz de una vela; pero la vela puede
guiarnos en el obscuro laberinto de la materia
hasta la puerta que se abre en la superficie,
donde, al ver la luz del sol, no se necesita ya de
ninguna ayuda artificial. Pero del mismo modo
que, al buscar nuestro camino por una galería
subterránea, el mejor guía es la luz que brilla
a lo lejos en la entrada, así también la percepción de la verdad en el corazón, es el único guía
de que podemos fiarnos en el laberinto de las
ilusiones siempre variables.

Por brillantes que sean todas las luces científicas en las cuales no se refleja la luz de la verdad eterna, no son más que otros tantos fuegos
fatuos que extravían al viajero. Todas las teorías e hipótesis científicas que no se basan en el
reconocimiento de la constitución interior del
hombre y niegan su origen supraterrestre, están
fundadas en un concepto erróneo de la verdad.
Semejantes opiniones están continuamente su-
jetas a cambiar, y no existe hoy día ninguna

teoría nueva de esta especie que no haya existido antes en alguna forma parecida. Empero la verdad misma es independiente de estas opiniones; ha existido siempre y ha habido siempre algunos que eran capaces de reconocerla, y otros que, por no querer o no poder verla, basaban su conocimiento en conceptos erróneos y creencias supersticiosas fundadas en las aserciones de otros hombres.

La ciencia médica, con todos sus auxilios y aparatos modernos, ha logrado tan sólo alcanzar un conocimiento más detallado de algunos fenómenos de menor importancia en el reino de la materia, al paso que se han olvidado muchísimas cosas de mayor importancia que conocían los antiguos. En cuanto al poder del alma sobre el cuerpo, cuya transcendental importancia es innegable, no se sabe casi nada acerca de él, porque están dormidas o inconscientes las almas de los que viven por completo en el dominio de las especulaciones evolucionadas en sus cerebros. Un alma inconsciente, lo mismo que un cuerpo inconsciente, no puede ejercer ninguna facultad; sus movimientos son, a lo más, instintivos, porque carecen de la luz de la inteligencia. Es con mucho más importante para el progreso de la ciencia verdadera el que el alma despierte y reconozca su propia naturaleza superior, que no el que los tesoros de una ciencia que se ocupa

con las ilusiones de la vida sean enriquecidos
con cualquier teoría nueva en que no hay ningún
reconocimiento de la base única de la verdad.
Todo lo que puede hacer cualquiera teoría bien
fundada o cualquier libro digno de confianza,
es remover una teoría falsa que impide al hombre ver correctamente; pero la verdad misma no
puede ser enseñada o revelada por ningún hombre ni teoría alguna; puede verse tan sólo por
medio del ojo del verdadero entendimiento, cuando se revela en su luz propia.

Hase dicho que no le es posible a la ciencia
entrar en el dominio de los noúmenos en que se
basan todos los fenómenos y por los cuales se
manifiestan éstos; pero sin el reconocimiento de
los noúmenos de los cuales provienen todos los
fenómenos, es tan imposible una verdadera ciencia (de *scio,* saber) como lo sería un sistema de
matemáticas en que se desatendiera la existencia del número *uno,* del cual proceden todos los
demás números y sin el cual no existe ningún
número. El alma en nosotros es fundamental-
mente idéntica con el Uno del cual proceden todos los fenómenos. El alma que *es,* puede conocer lo que es, al paso que aquello que en nosotros
meramente *parece* ser, pertenece al dominio de
las apariencias, y sólo consigo mismo tiene que
ver.

La adquisición de esta ciencia superior requiere por tanto el despertamiento del alma, más bien que el esfuerzo de las facultades especulativas del cerebro; se consigue menos por una evolución de pensamientos de varias clases, que por el desarrollo del hombre interior que es el que piensa y causa la evolución de los pensamientos, porque si aquello que en el hombre es capaz de conocer, no se conoce a sí mismo, todos los pensamientos e ideas que se hallan en la mente del hombre, no tendrán dueño legítimo, sino que existirán allí tan sólo como los reflejos de los pensamientos de otros reunidos alrededor de una ilusión que se llama el yo personal.

Cuanto más analiza la mente una cosa y entra en sus menores detalles, tanto más fácilmente pierde de vista al todo; mientras más se divide en muchas partes la atención del hombre, tanto más sale de su unidad y se vuelve complicado. Sólo un grande y fuerte espíritu puede permanecer dentro de su propia conciencia, y, como el sol que se refleja en muchas cosas sin ser absorbido por ellas, puede aquél examinar los menores detalles de los fenómenos, sin perder de vista la verdad que incluye al todo. Las verdades sencillas son generalmente las más difíciles de comprender para los eruditos, porque la percepción de una verdad sencilla requiere una mente sencilla. En el kaleidoscopio de los fenómenos siempre variables, no se puede ver en la

superficie la verdad que es su base. A medida
que el intelecto se va sumergiendo en la materia, se cierra el ojo del espíritu; hanse olvidado
ahora las verdades que antiguamente eran evi-
dentes por sí mismas, y aun el significado de los
términos que simbolizan los poderes espirituales
se ha ido perdiendo al cesar la raza humana de
servirse de estos poderes. Debido a la presunción de nuestra época de egoísmo, el cual procura arrastrar las verdades espirituales hasta el
nivel de la concepción científica de un raciona-
lismo animal de pocos alcances, en vez de elevarse al nivel de dichas verdades, se revela el
carácter de la ciencia popular moderna en el
grado de habilidad con que se protegen los intereses personales e ilusorios; se cree que la "fe",
el poder salvador del conocimiento espiritual,
es superstición; la "benevolencia" locura; el
"amor" quiere decir deseos egoístas, la "esperanza" es ahora codicia, la "vida" la creación
de un proceso mecánico, el "alma" un término
sin significado, el "espíritu" una nada, la "materia" una cosa de que nada se sabe, etc.

Todo lo que precede ha sido escrito inútil-
mente, si no hemos logrado demostrar que el
verdadero progreso en el conocimiento de la naturaleza humana, es posible tan sólo por medio
de un desarrollo superior de la naturaleza interna del médico mismo. Nadie puede alcanzar

ningún conocimiento verdadero del estado superior del hombre, a menos que llegue a este estado por la pureza del motivo y la nobleza del carácter. Sólo reconociendo su cuerpo como vehículo para el desarrollo y la manifestación de una inteligencia superior, podrá comprender las palabras de Carlyle, el cual nos dice que el hombre en su naturaleza íntima es un ser divino, y que el que pone la mano en una forma humana, toca el cielo.

La sabiduría debe ser el Maestro, la ciencia la sierva. La ciencia es la servidora de la sabiduría; la sabiduría la reina. La ciencia es un producto de la imaginación del hombre; la sabiduría el conocimiento espiritual de la verdad. La ciencia material es un producto del deseo esencialmente egoísta de saber; la sabiduría no reconoce separación alguna de intereses, es el reconocimiento propio de la verdad universal y eterna en el hombre. La ciencia, guiada por la sabiduría, puede penetrar los más profundos misterios de la vida universal con entrar en la Unidad del Todo; pero si la ciencia procura servirse de la sabiduría para satisfacer la curiosidad u otros fines egoístas, está en oposición con la sabiduría y se convierte en locura. Por eso una divisa favorita de los antiguos Rosacruces (de los cuales era uno Paracelso), pero que tan sólo unos pocos entienden, decía: "Nada sé, nada de-

seo, nada amo, nada gozo en el cielo ni en la
tierra, sino a Jesucristo y a él crucificado." Esto
no quiere decir que resolviesen quedarse ignorantes, o perderse en desvaríos piadosos y sueños de acontecimientos pasados, pues dijo también Paracelso: "Dios no desea que seamos zotes ignorantes y bobos estúpidos",—sino que
quiere decir que habían abandonado la ilusión
del yo con todos sus conocimientos, deseos, atrac-
tivos y goces necesariamente ilusorios, y entrado en la conciencia de aquella inteligencia divina
que durante esta vida está por decirlo así, cru-
cificada en el hombre; y con llegar al estado
espiritual superior, se habían hecho uno con
Aquel que es la Verdad en el hombre y la fuente
de todo conocimiento en el cielo y en la tierra.

La verdad resplandece perpetuamente en el
reino eterno de la Luz, pero el mundo mental
en que se mueve nuestra naturaleza terrestre,
tiene sus leyes astrológicas, comparables a las
que rigen el mundo visible y son conocidas de
la astronomía. Del mismo modo que la tierra
se aleja del sol en el invierno y se le aproxima
en verano, así también la evolución del hombre
tiene sus períodos de iluminación espiritual y
de obscuridad mental, y hay períodos cortos
dentro de los períodos grandes, así como hay
días y noches en el año. El hombre, sea que se
le considere como representando a toda la hu-

manidad, una nación, un pueblo, una familia
o como individuo, se parece a un planeta que
gira sobre su propio eje entre los dos polos del
nacimiento y la muerte. Lo que está arriba se
vuelve hacia abajo, y lo que está debajo vuelve
a subir a la superficie. Las verdades desaparecen y se olvidan sólo para volver a aparecer incorporadas en formas nuevas y quizá mejores.
Las civilizaciones, los sistemas de filosofía, ciencia y religión van y vienen o reaparecen, los
absurdos de la moda de que se preciaban nuestros padres y que hemos ridiculizado, vuelven
a ser objetos de admiración para nuestros hijos,
y la sabiduría olvidada del pasado volverá a
ser la sabiduría de generaciones futuras. De
esta manera la rueda giraría siempre en un
círculo, y no habría ningún progreso, ningún
objeto para la vida, si la presencia del sol eterno de Sabiduría Divina, obrando sobre el centro
de la rueda, no lo atrajera hacia él y así en el
curso de los siglos transformará gradualmente
el movimiento circular en espiral. A cada vuelta
de la rueda grande, se acerca un eje impercep-
tiblemente a la fuente de toda vida, aunque cada
período de evolución vuelve a comenzar al pie
de la escala. La escala por la cual estamos ahora
ascendiendo descansa quizá en un terreno un
poco más elevado que aquel en que descansaba
la escala por la cual ascendieron nuestros ante-

pasados, o por la cual ascendimos nosotros mismos en pasadas encarnaciones; pero hay muchos peldaños que nuestros antepasados han subido y que tendremos que alcanzar. La ciencia de la medicina no es una excepción a esta regla general, y podemos afirmar con seguridad que *el sistema de medicina de Teofrasto Paracelso, por reconocer las leyes fundamentales de la naturaleza, es de carácter tan elevado, que tendrá que crecer la ciencia médica del porvenir para llegar a comprenderla;* y este progreso no será posible sin el desarrollo correspondiente, el cual se inaugurará con un concepto correcto de la constitución del hombre.

La ciencia médica moderna ha degenerado casi en un mero tráfico que florece bajo la protección que recibe de los gobiernos, mientras que por el contrario la medicina de los muy antiguos era un arte sano que no requería ninguna protección artificial, porque apoyándose en su propio mérito, contaba con su propio éxito. Los médicos—adeptos del pasado—hicieron curaciones que, cuando se efectúan hoy día en un caso excepcional, suelen llamarse milagrosas, y cuya posibilidad es negada por la mayor parte de los científicos, porque no poseen los poderes espirituales necesarios para efectuar estas curaciones, y por tanto, no pueden concebir la existencia de semejantes poderes. ¿Dónde está el médico

de hoy que conozca la extensión del poder de la
voluntad que ha despertado espiritualmente y
que obra a centenares de leguas de distancia, o
el poder que el pensamiento humano puede ejercer sobre la imaginación de la naturaleza?
¿Dónde está el profesor de ciencia que puede
transmitir conscientemente su alma a un lugar
distante por el poder del pensamiento y actuar
allí como si estuviese presente físicamente? La
prueba de que se han hecho tales cosas y se hacen todavía, está tan bien establecida, como la
de cualquier otro hecho que descanse en la observación y la lógica; sin embargo, se suele considerar "científico" el negar semejantes hechos
y tratar con desprecio la teoría por la cual se
explican. Las fuerzas sutiles de la naturaleza
son tan desconocidas para las mentes toscas y
materiales, que el mencionar su existencia, pro-
voca una carcajada entre los que, por no conocer
la extensión de los poderes ocultos en la constitución del hombre, necesitan un mazo para matar una mosca o un cañón para tirar a un pá-
jaro.

Al paso que la ciencia material dirige la vista
hacia abajo, buscando en las entrañas de la materia no hallando otra cosa que tesoros perece-
deros, el idealista sentimental se abandona a
sueños insubstanciales. Acostumbrado a la contemplación objetiva, el idealista no alcanza nada

real; porque con mantenerse alejado del objeto de su investigación para verlo objetivamente, no puede identificarse con dicho objeto ni tener conocimiento propio de aquello que no es él mismo. Tampoco puede tener conocimiento verdadero el materialista que niega la existencia del espíritu del universo, pues ignora aquello que sólo es real, y se ocupa con las relaciones que existen entre los fenómenos producidos por el espíritu desconocido. Toda ciencia verdadera debe basarse en el conocimiento verdadero, el cual no procede del mero saber, sino de *llegar a ser*. Esto es lo que constituye aquella *Theo- sophia* o *Auto-reconocimiento de la Verdad,* que es la estrella que guiará al médico del porvenir como guió al médico del pasado.

ÍNDICE

Págs.

INTRODUCCIÓN   11

Definición del término "enfermedad". Ley y orden.
Armonía y discordancias. Obediencia. El hombre es un
ser complejo. Salud.

I

CONSTITUCIÓN DEL HOMBRE   17

Milagros en la naturaleza. Desarrollo. Los siete principios de la constitución del hombre. Anatomía del
"hombre interno". Medicina y religión. Teofrasto Paracelso. Misterios. La ciencia mística y el falso misticismo. Poderes del alma.

II

LAS CUATRO BASES FUNDAMENTALES

DE LA MEDICINA   37

Requisitos para el ejercicio de la profesión médica.
— *Filosofía*. Ciencias naturales. El mundo fenomenal. El
templo interior. La verdad. Los cuatro reinos y los cuatro elementos. — *Astronomía*. La Mente. Estados de
conciencia. "Estrellas" y constelaciones. Los *Tattwas*.
Sol y Luna. Pensamiento y pensador. — *Alquimia*. Lo
que es la alquimia. Medicastros y charlatanes. — *Las
Tres Substancias*. El poder creativo. Alquimia terrena.
Alquimia celestial. Alquimia del Plano Astral. — *La
Virtud del Médico*. El verdadero Médico. Ciencia médica y sabiduría médica.

III

LAS CINCO CAUSAS DE LAS ENFERMEDADES   79

Sal, Azufre y Mercurio. — El *Ens astrale*. El "Eter".
Influencias invisibles. Microbios. El plano astral. En-

fermedades mentales. — *Ens Veneni*. Venenos é impurezas. Discordancias, simpatías y antipatías en la química. Un romance químico. Impureza sexual. Trato ilícito. Alimento. Correspondencias entre los poderes espirituales y las fuerzas físicas. — *Ens naturae*. El macrocosmo y el microcosmo. Dos seres en un hombre. La naturaleza terrena y la naturaleza celestial. Generación y encarnación. Herencia. Relaciones entre los órganos internos. — *Ens spirituale*. La conciencia. Espíritu y alma. El cuerpo mental. Reencarnación. Voluntad. Imaginación. *Arcana*. Memoria. La luz astral. — *Ens Dei*. Dios. *Karma*. Ciencia y arte.

IV

LAS CINCO CLASES DE MÉDICOS 120

Cinco clases. — *Naturaleza*. Terapéutica. Tierra. Agua. Aire. Fuego. Eter: el elemento único. — *Specifici*. Empirismo. Química de la vida. Principios de la luz y del calor. El hombre astral. — *Characterales*. Las emociones. El hipnotismo. Sugestión. Poderes espirituales. — *Spirituales*. Magia. — *Fideles*. El poder de la fe.

V

LA MEDICINA DEL PORVENIR 141

Charlatanería antigua y moderna. Ciencia y sabiduría. Espiritualidad y substancialidad. Desarrollo. Dominio de sí mismo. Realismo é idealismo. Realización del ideal. El médico del porvenir. Autoconocimiento. La vida verdadera. Despertamiento del alma. Fenómenos y noumenos. La ciencia superior. Evolución material y espiritual. Intelectualidad y espiritualidad. Periodicidad. Movimiento circular y progreso espiral. Auto-reconocimiento de la verdad.